# Inhalt

# Vorwort

Die Transplantationsmedizin, hier im Speziellen die Nierentransplantation, ist eines der neuesten und faszinierendsten Gebiete der Medizin. Die Faszination für den Fachmann ist eine Sache, für den betroffenen Laien wirft dieses neue Gebiet neben der Hoffnung auf Besserung seines Zustandes aber auch Verunsicherung und Fragen auf. Fragen, die häufig von den Betroffenen untereinander, von den behandelnden Ärzten, von den Medien und den Patientenzeitschriften unterschiedlich beantwortet werden.

Hier möchte der vorliegende Ratgeber eine Hilfe sein.

Fünfzig Fragen und fünfzig (notwendigerweise knappe) Antworten zur Nierentransplantation – das ist zwar schon eine ganze Menge. Doch das sind bestimmt nicht alle möglichen Fragen und nicht alle möglichen Antworten. Jedem wissbegierigen Leser werden bei der Lektüre neue Fragen einfallen, die vielleicht an anderer Stelle des Ratgebers beantwortet werden, deren Antwort aber möglicherweise in diesem Buch auch nicht zu finden ist. Mithilfe Ihres Arztes und auch der hier (ab S. 88) angeführten Informationsmedien wird es Ihnen aber in vielen Fällen doch noch gelingen, eine Antwort zu bekommen – es sei denn, eine eindeutige, allgemein akzeptierte Antwort gibt es (noch) nicht.

Auch die individuellen Voraussetzungen vieler Leser werden weitere Fragen aufwerfen, die hier vielleicht nur andeutungsweise beantwortet sind. Wenden Sie sich auch damit vertrauensvoll an Ihren Arzt oder Ihr Transplantationszentrum.

Worum es in diesem Ratgeber geht: Als „Nierentransplantation“ wird die Verpflanzung einer fremden Niere (von einem anderen lebenden oder verstorbenen Menschen) in einen bereits oder demnächst von der künstlichen Niere (Dialyse) abhängigen Empfänger bezeichnet. Zum Zeitpunkt dieser Transplantation haben die eigenen Nieren des Empfängers ihre Funktion (weitestgehend) eingestellt. Die verpflanzte (transplantierte) Niere wird mit dem Blutkreislauf und der Harnblase des Empfängers funktionsgerecht verbunden und nimmt in aller Regel ihre Funktion wieder auf, so dass der Empfänger wieder über eine angemessene Nierenfunktion verfügt. Jedoch: Alles hat seinen Preis! Damit die neue Niere vom Körper des Empfängers akzeptiert und nicht von seiner Immunabwehr als fremd erkannt und wieder abgestoßen wird, muss jeder Empfänger einer fremden Niere dauerhaft Medikamente einnehmen, welche die eigene Immunabwehr unterdrücken. Diese Medikamente bringen ihre eigenen gesundheitlichen Probleme mit sich! Die dringendsten Fragen nach der Transplantation lauten daher: „Bin ich jetzt ganz gesund?“ und „Für wie lange?“.

Das ist die Kurzfassung der „Geschichte“, der wir uns in diesem Ratgeber mit 50 Fragen und 50 Antworten nähern wollen.

Alle Antworten sind geprägt durch eine über 25-jährige Zusammenarbeit mit der Abteilung für Transplantationschirurgie der Chirurgischen Klinik, Großhadern, der LMU München. Allen Kollegen, mit denen ich zusammenarbeiten durfte, vor allem aber dem langjährigen Leiter, Herrn Professor Walter Gottlieb Land, meinem transplantationsmedizinischem Lehrer, bin ich zu größtem Dank verpflichtet!

München, November 2004 Günther F. Hillebrand

# Der Entscheidungsprozess

## 1. Was bedeutet meine Diagnose „chronisch terminale Niereninsuffizienz"?

Das bedeutet, dass Ihre Ihnen schon länger bekannte (chronische) Nierenerkrankung mit geschwächter Nierenfunktion (Niereninsuffizienz) in ein Endstadium (Terminalstadium) getreten ist. Jetzt sind Ihre Nieren nicht mehr in der Lage, ihrer Entgiftungsfunktion nachzukommen. Ohne eine Nierenersatztherapie könnten Sie nicht leben. Die Behandlungsmöglichkeiten sind die Blutwäsche (Hämodialyse), die in der Regel dreimal pro Woche durchgeführt wird, die Bauchfelldialyse (Peritonealdialyse) sowie die Nierentransplantation.

Die folgende Übersicht nennt die häufigsten Ursachen eines chronischen terminalen Nierenversagens. Das sind gleichzeitig die häufigsten Erkrankungen, die mit einer Nierentransplantation behandelt werden.

Häufigste Ursachen der chronischen terminalen Nierenschwäche

- **Nierenerkrankung bei langjähriger Zuckerkrankheit** bzw. diabetische Nephropathie
- **Glomerulonephritis** (nicht durch Bakterien verursachte Nierenentzündung infolge einer Reaktion des Immunsystems gegen den eigenen Körper)
- **chronische Nierenbeckenentzündung** (bakterielle Entzündung; oft wegen einer Abflussstörung der Harnwege)
- **Zystennieren** (wassergefüllte Hohlräume in den Nieren, erblich bedingt)
- **Nierenerkrankung bei dauerhafter Einnahme von Schmerzmitteln** bzw. Analgetika-Nephropathie
- **Nierenerkrankung bei Bluthochdruck** (auch zusammen mit einer verminderten Durchblutung einer Niere wegen einer verengten Nierenarterie)

## 2. Was tun eigentlich die Nieren?

Die Niere eines Erwachsenen ist etwa 10 bis 12 Zentimeter lang, 5 bis 6 Zentimeter breit und 120 bis 180 Gramm schwer. Die Abbildung **1** zeigt die Lage der Nieren im Körper: Durch das Bauchfell von den Bauchorganen getrennt liegen sie – mehr zum Rücken hin – rechts und links von der Lendenwirbelsäule etwa in Höhe der untersten Rippe. Sie sind durch eine Hülle aus festem Bindegewebe und zusätzlich durch eine Fettkapsel geschützt.

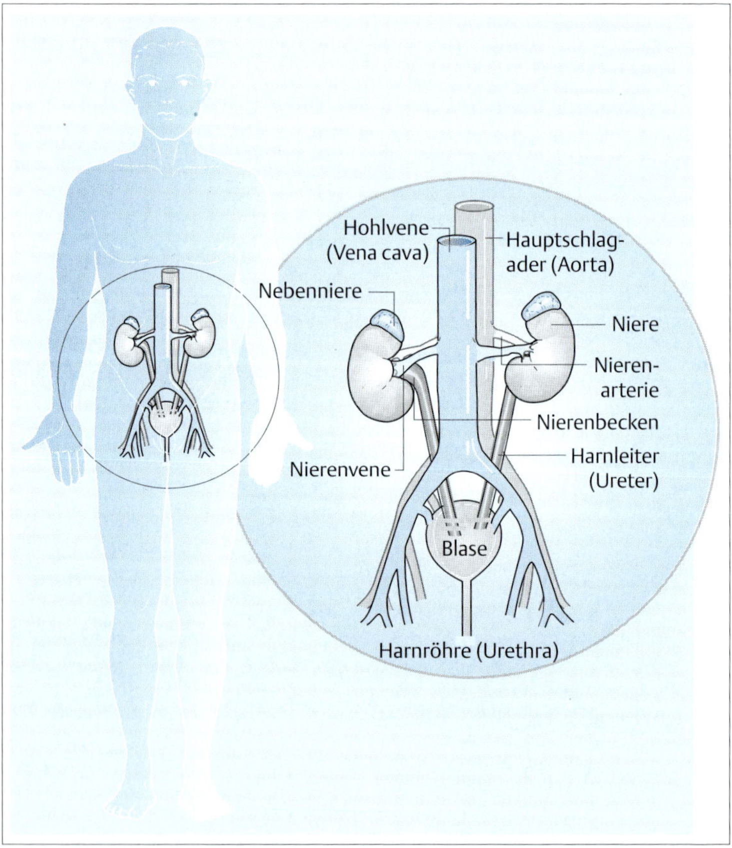


Abb. **1** Lage der Nieren im Körper.

Jede Niere wird von einer oder mehreren starken Nierenarterien durchblutet, die direkt von der Hauptschlagader des Körpers abzweigen. Etwa ein Fünftel des vom Herzen in den Körperkreislauf gepumpten Blutes durchströmt die Nieren. Bei Erwachsenen ist das mehr als 1 Liter pro Minute. Das ist viel mehr Blut, als die Nieren für ihre eigene Sauerstoff- und Nährstoffversorgung benötigen würden. Diese starke Durchblutung ist aber die Voraussetzung dafür, dass die Nieren ihre Hauptaufgabe erfüllen können: Sie betreiben nämlich eine Art „Blutwäsche", indem sie für den Körper unbrauchbare und zum Teil giftige („harnpflichtige") Endprodukte des Stoffwechsels aus dem Blut entfernen.

Im Längsschnitt einer Niere erkennt man außen die Nierenrinde und innen das Nierenmark. Die Rinde enthält die kleinsten Funktionseinheiten der Nieren, die 1 bis 2 Millionen „Nierenkörperchen" (Nephrone) (Abbildung **2**). In diesen winzigen Gefäßknäueln wird dem durchströmenden Blut (etwa 1700 Liter täglich) der so genannte Primärharn (180 Liter täglich) mit den auszuscheidenden Stoffen abgepresst. In den Kanälchen, die von den Gefäßknäueln ausgehen, wird fast der ganze Primärharn wieder für den Blutkreislauf zurückgewonnen. Der Rest – 1,5 bis 2 Liter Urin täglich – sammelt sich in den Nierenbecken und ge-

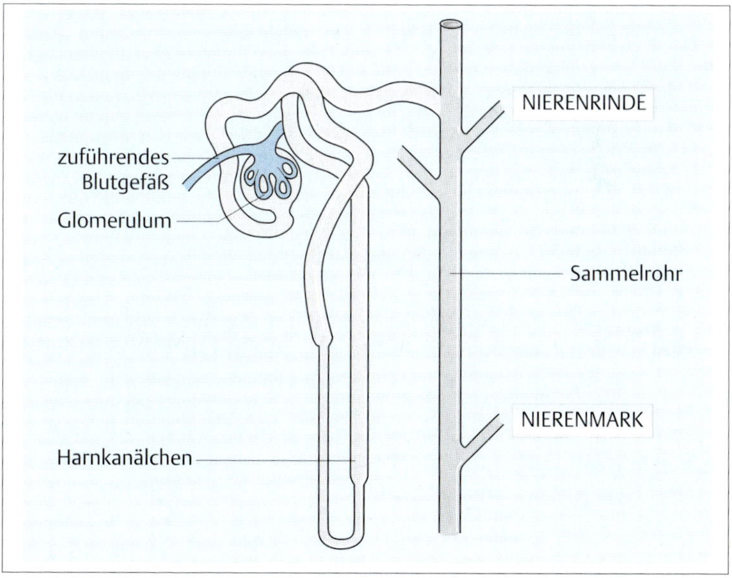


Abb. **2** Zeichnung eines Nierenkörperchens mit ableitenden Kanälen.

langt von dort über die etwa 25 Zentimeter langen Harnleiter in die Harnblase. Hiernach ist verständlich, dass auch noch bei hochgradiger Verminderung des Primärharns etwa auf ein Zehntel (18 Liter täglich) 1 bis 2 Liter Urin ausgeschieden werden können. Dieser „dünne" Urin reicht aber für die Entgiftung des Körpers nicht aus.

Die Zusammensetzung des Urins ist das Ergebnis eines komplizierten Regelmechanismus, der für das Gleichgewicht des Wasser-, Salz- und Säure-Basen-Haushaltes des Körpers sorgt. Die Tätigkeit der Nieren beeinflusst auch die Menge und Zusammensetzung des Blutes und die Höhe des Blutdrucks.

Die Nieren haben aber noch weitere Funktionen: Sie bilden das Hormon Erythropoetin, das die Blutbildung anregt. Dieses Hormon muss bei Patienten mit chronischem Nierenversagen als (gentechnologisch gewonnenes) Medikament eingesetzt werden. Außerdem unterstützen die Nieren den Knochenaufbau, indem sie Vitamin D in seine wirksame Form umwandeln und die Kalziumausscheidung regulieren. Auch diese Funktion lässt sich heute durch Medikamente ein Stück weit ausgleichen.

Hauptaufgaben der Niere

- Entgiftung des Blutes durch Ausscheidung „harnpflichtiger" Stoffwechselprodukte
- Salz- und Wasserausscheidung (Harnbildung)
- Regulierung des Wasserhaushaltes
- Regulierung der Konzentration der Blutsalze
- Regulierung des Säure-Basen-Haushaltes
- Bildung von Erythropoetin (Blutbildung)
- Umwandlung von Vitamin D in seine wirksame Form (Knochenbildung)

Grundsätzlich reicht *eine* Niere aus, um alle Aufgaben des Organs zu erfüllen. Wer *eine* funktionstüchtige Niere hat, kann damit dauerhaft gesund sein. Die zweite Niere ist eine Art „Rückversicherung" des Körpers. Zu einem endgültigen Nierenversagen kommt es daher nur, wenn beide Nieren erkranken oder wenn die restliche Niere (zum Beispiel nach operativer Entfernung einer Niere wegen eines Tumors oder einer Verletzung) ihre Funktion einstellt.

## 3. Kommt für mich eine Nierenverpflanzung in Frage? Für wen eignet sich diese Behandlung? Wer kann nicht transplantiert werden?

Sobald bei Ihnen abzusehen ist, dass Sie eine Nierenersatztherapie benötigen, ist Ihr Nephrologe (Nierenspezialist) bzw. Dialysearzt verpflichtet, die in Frage kommenden Behandlungsmöglichkeiten Hämodialyse, Peritonealdialyse und Nierentransplantation mit Ihnen zu besprechen und Sie auch auf die Möglichkeit einer Lebendnierenspende hinzuweisen. Auf Ihren Wunsch hin ist er auch verpflichtet, Sie bei einem Transplantationszentrum anzumelden, damit dort entschieden werden kann, ob eine Nierentransplantation für Sie in Frage kommt. Das gilt selbst dann, wenn er selbst Ihnen eher von einer Transplantation abrät!

Grundsätzlich eignet sich die Nierentransplantation für Patienten, die unter einem endgültigen Nierenversagen leiden und eine Dialysebehandlung benötigen. Das sind in Deutschland momentan etwa 50 000 Menschen. Jedes Jahr kommen etwa 15 000 neu dazu. Etwa 9500 dieser Patienten (circa 20 Prozent) sind zur Nierentransplantation gelistet, befinden sich also auf der Warteliste.

Eine Nierentransplantation kommt auch für Patienten in Frage, deren Nierentransplantat nach einer früheren Nierentransplantation nicht mehr funktionstüchtig ist. Man kann also auch zum zweiten Mal (und sogar mehrfach) nierentransplantiert werden.

Die Aufnahme auf die Warteliste kann bereits vor Eintreten der Dialysepflichtigkeit erfolgen, wenn die Notwendigkeit einer Nierenersatztherapie absehbar ist. Dieser Zeitpunkt ist dann erreicht, wenn der Kreatininwert zwischen 6 und 7 (mg/dl) liegt und wenn konkrete Vorbereitungen für die Dialyse (Anlage des dafür erforderlichen Gefäßzuganges) getroffen werden. Allerdings wird die Wartezeit erst ab Beginn der Dialysebehandlung gerechnet.

Wegen der fehlenden Wartezeit ist die Zuteilung der Niere eines Verstorbenen zu diesem Zeitpunkt sehr unwahrscheinlich, aber nicht ganz unmöglich. Eine vorbeugende Nierentransplantation noch vor Beginn der Dialyse ist heute jedoch dann realistisch und auch erstrebenswert, wenn ein so genannter Lebendspender, zum Beispiel ein Verwandter, eine Niere spendet.

Eine Nierentransplantation kann nicht erfolgen, wenn ein Patient eine unheilbare Krebserkrankung hat, wenn er unter einer unheilbaren Infektionskrankheit leidet oder wenn er eine schwerwiegende sonstige Erkrankung (Herz-, Gefäß-, Bronchial-, Lungen-, Lebererkrankungen) hat, die ihn operationsunfähig macht.

Hauptgründe für den Ausschluss von der Nierentransplantation

- nicht vorhandene (bzw. absehbare) terminale Nierenschwäche
- unheilbare Krebserkrankung
- unheilbare Infektionskrankheit
- schwerwiegende Erkrankungen, die ein zu hohes Operationsrisiko bedingen

Weitere Erkrankungen können eine Nierentransplantation vorübergehend oder definitiv verhindern: Bei Patienten mit schweren psychischen Erkrankungen kann die notwendige Nachbehandlung nach einer Transplantation erschwert oder ganz unmöglich sein. Hier wird jeder Einzelfall sehr sorgfältig geprüft. Durch die Sanierung vorliegender Erkrankungen (zum Beispiel durch die operative Entfernung von Gallensteinen, die Beschwerden verursachen, oder von chronisch entzündeten Dickdarmdivertikeln) kann eine zunächst fragliche Transplantation doch noch möglich werden. Nach der erfolgreichen Behandlung einer Krebserkrankung muss ein Patient zwei bis fünf Jahre warten, bis wieder eine Nierentransplantation erwogen wird. Dies geschieht, weil die notwendige immunsuppressive Behandlung nach der Transplantation Krebswachstum fördern könnte.

Bei allen Kandidaten zur Nierentransplantation wird die Eignung zur Transplantation regelmäßig im Abstand von ein bis zwei Jahren erneut überprüft. Teilweise geschieht dies auch schriftlich durch regelmäßige Aussendungen von Fragebögen (in unserem Zentrum halbjährlich).

## 4. Was ist auf Dauer besser, Dialyse oder Transplantation?

Gegenüber einer lebenslangen Dialysebehandlung hat eine Nierentransplantation klare Vorteile. Der vom Dialysegerät „befreite“ Patient empfindet zumeist eine deutliche Verbesserung seiner Lebensqualität. Er kann jetzt grundsätzlich wieder essen und trinken, was er möchte (wobei eine gesunde Ernährungsweise ratsam ist, siehe S. 68f). Er kann verreisen und sich frei bewegen (siehe S. 67f). Und auch das Risiko für Erkrankungen, die sich durch die Dialyse nicht komplett beheben lassen, wie zum Beispiel Blutarmut, Knochenabbau und Impotenz, nimmt deutlich ab.

Die Nachteile der Transplantation gegenüber der Dialyse sind schnell aufgezählt: Da ist zum einen das Operationsrisiko (siehe S. 40) und da sind zum anderen die möglichen Nebenwirkungen der immunsuppressiven Medikamente (siehe S. 52–54).

Durch die Fortschritte der Transplantationsmedizin ist die Nierentransplantation immer deutlicher zu der eigentlichen, für die Mehrzahl der Patienten erstrebenswerten Chance bei terminalem Nierenversagen geworden. Neuere Untersuchungen der amerikanischen Transplantationsstatistik (UNOS*) zeigen für alle Patienten unabhängig von Alter und Begleiterkrankung einen positiven Effekt der Transplantation im Vergleich zur Dialyse. Wahrscheinlich sind diese Ergebnisse auch auf europäische (bzw. deutsche) Verhältnisse übertragbar.

Nachteile/Vorteile von Dialyse und Nierentransplantation

| Nachteile der Dialyse | Nachteile der Nierentransplantation |
|---|---|
| • Abhängigkeit vom Dialysegerät (Gebundenheit, Zeitaufwand)<br>• Komplikationen an der Gefäßfistel (Shunt)<br>• Einschränkungen beim Essen und Trinken<br>• auch unter Dialyse Weiterbestehen der chronischen „Nierenvergiftung“ (Urämie) | • Operationsrisiko<br>• Nebenwirkungen der immunsuppressiven Medikamente:<br>Infektionen<br>erhöhtes Krebsrisiko<br>Fettstoffwechselstörungen<br>Diabetes<br>Hochdruck<br>Nierenschädigung<br>• Wiederauftreten der Nierenerkrankung im Transplantat |

* United Network Organ Sharing

## 5. Wie muss ich mir den Ablauf vorstellen, wenn ich mich zur Nierentransplantation entscheide?

Zusammen mit Ihrem Arzt und Ihrer Familie bzw. Ihrem Lebensgefährten (Ihren Bekannten, Freunden) haben Sie die Möglichkeit einer Nierentransplantation erwogen und sich dafür entschieden. Nun gibt es grundsätzlich zwei Möglichkeiten:

1. Eine nahe Bezugsperson will und kann Ihnen eine Niere spenden (Lebendspende).
2. Sie wollen eine Spenderniere von einem unbekannten, verstorbenen Organspender erhalten (postmortale Organspende).

In beiden Fällen muss zunächst geklärt werden, ob Sie als Empfänger in Frage kommen. Ihr Dialysearzt wird die entsprechenden vom jeweiligen Transplantationszentrum geforderten Untersuchungen veranlassen und Sie als Transplantatempfänger mit den üblichen Unterlagen anmelden. Unabhängig für welche Form der Nierentransplantation Sie sich entschieden haben, wird zunächst über Ihre Aufnahme auf die Warteliste entschieden. Wenn Sie aus medizinischer Sicht für eine Transplantation geeignet sind und ein Lebendspender verfügbar ist, kann Ihre Nierentransplantation in naher Zukunft durchgeführt werden. Im anderen Fall werden Sie bei der Organverteilungszentrale „Eurotransplant“ in Leiden (Niederlande) auf die Warteliste für die Zuteilung eines Spenderorgans gesetzt.

Die Verteilung der Organe von verstorbenen Spendern wird durch Kriterien geregelt, welche für Deutschland die Bundesärztekammer festgelegt hat (siehe auch S. 33f). Da ein Mangel an solchen Spenderorganen besteht und da die Wartezeit ein wichtiges Kriterium der Zuteilung ist, wird eine neue Niere meistens erst nach einigen Jahren (derzeitige Wartezeit circa 5 Jahre) verfügbar. Während der Wartezeit wird Ihre Eignung zur Transplantation alle 1 bis 2 Jahre (oder auch häufiger) überprüft. Grundsätzlich sollten Sie aber immer erreichbar sein, wenn Sie auf der Warteliste stehen, denn der Fall, dass eine „passende“ Spenderniere gefunden wird, kann auch unerwartet eintreten.

Steht eine geeignete Spenderniere für Sie zur Verfügung, werden Sie unverzüglich in Ihr Transplantationszentrum bestellt. Die Transplantation kann allerdings nur erfolgen, wenn Sie zu diesem Zeitpunkt keine Infektionskrankheit oder sonstige akute Erkrankung haben, welche Ihre Operationsfähigkeit beeinträchtigen könnte. Daher müssen Sie Ihrem Arzt während der Wartezeit jede Infektionskrankheit (zum Beispiel eine Erkältung) sofort mitteilen, damit er Sie vorübergehend von der Organzuteilung abmelden kann. Entsprechendes gilt für akut aufgetretene oder verschlimmerte Herz-Kreislauf-Erkrankungen.

Beachten Sie bitte: Sie werden keinesfalls von der Liste abgemeldet, sondern lediglich vorübergehend von „T“ (transplantabel) auf „NT“ (nicht transplantabel) umgemeldet.

Nach der Transplantation bleiben Sie etwa 2 bis 4 Wochen in der Klinik und können danach – allmählich – ihr neues Leben beginnen. Die folgende Abbildung **3** zeigt den Ablauf noch einmal schematisch.

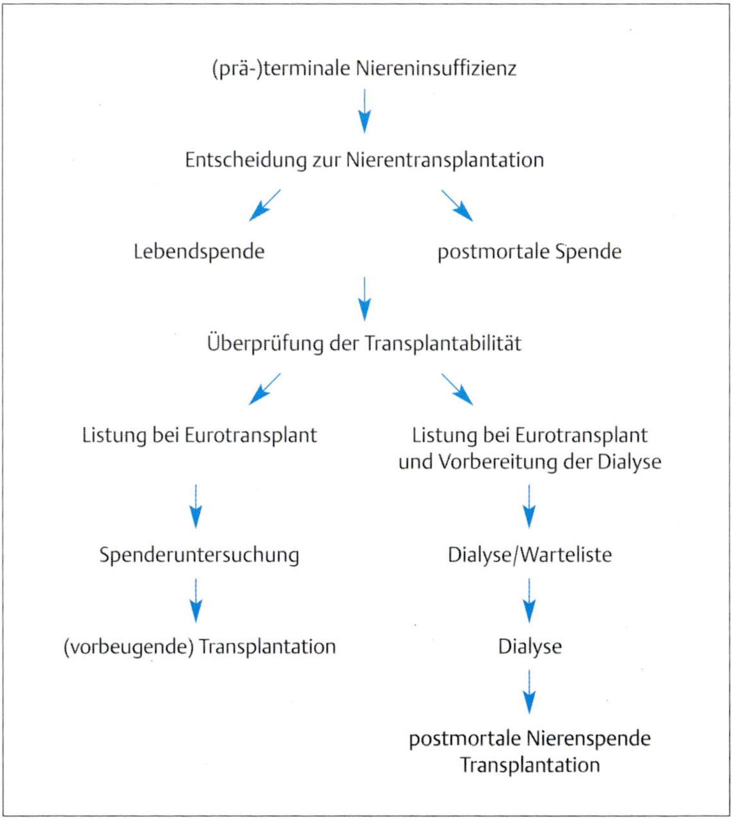


Abb. **3** Schema des Ablaufs nach dem Entschluss zur Organtransplantation.

## 6. Wie viele Nierentransplantationen werden in Deutschland durchgeführt? Ist die Behandlung Routine?

Im Jahr 2003 wurden in Deutschland in etwa 50 Transplantationszentren (Abbildung **4**) 2516 Nierentransplantationen durchgeführt. In 405 Fällen (16 Prozent) stammte die neue Niere von einem Lebendspender. 2111 Patienten erhielten ihre neue Niere von einem verstorbenen Spender.

Der operative Eingriff bei der Nierenverpflanzung gehört heute zu den Routinemethoden der Chirurgie. Ganz wichtig für das langfristige

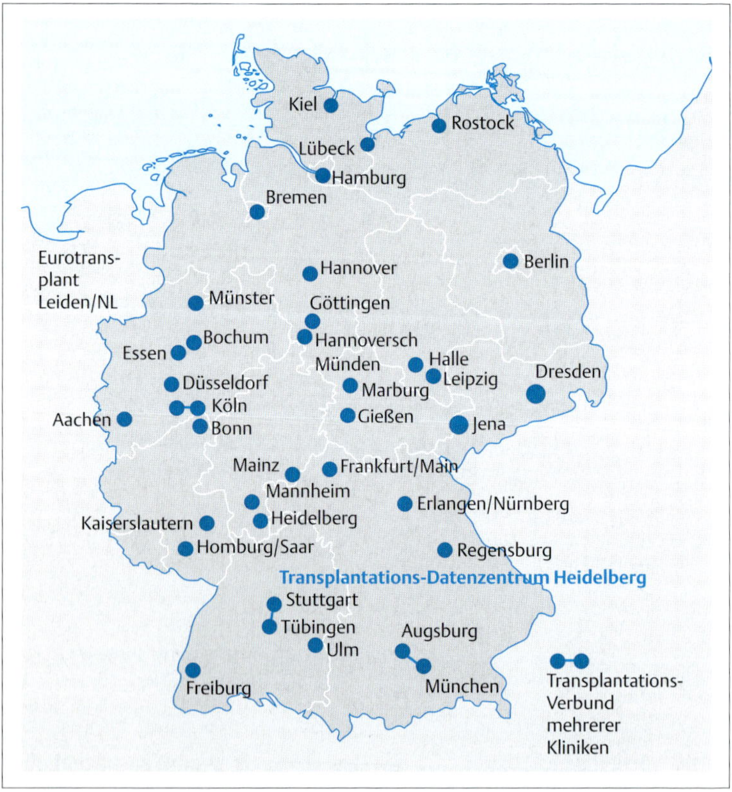


Abb. **4** Karte mit Transplantationszentren.

Gelingen der Nierentransplantation ist auch die immunsuppressive Behandlung. Seit der Einführung des Wirkstoffs Ciclosporin vor mehr als 20 Jahren ist auch die immunsuppressive Therapie zu einem Behandlungsverfahren mit vorhersehbaren Erfolgsaussichten geworden.

Die folgenden historischen Daten zur Transplantationsmedizin zeigen unter anderem, dass menschliche Nieren immerhin schon seit 50 Jahren verpflanzt werden!

Einige Meilensteine der Transplantationsmedizin

| | |
|---|---|
| 1944 | Nachweis: Eingepflanzte fremde Organe werden durch das körpereigene Immunsystem abgestoßen. |
| 1950 | Kortison erstes „immunsuppressives“ Medikament |
| 1954 | erste erfolgreiche Nierentransplantation bei eineiigen Zwillingen |
| 1956 | Azathioprin erstes Immunsuppressivum |
| 1967 | erste erfolgreiche Lebertransplantation<br>erste Herztransplantation |
| 1980 | Einführung von Ciclosporin |
| 17.9.2004 | 50 000. Niere nach 1963 in Deutschland verpflanzt |

## 7. Wann wäre der richtige Zeitpunkt für eine Nierentransplantation?

Wünschenswert wäre ein möglichst früher Zeitpunkt, sobald die Niereninsuffizienz einsetzt oder sich definitiv anbahnt. Sofern ein Lebendspender verfügbar ist, sollte der Transplantationstermin daher so früh wie möglich liegen. Die Ergebnisse nach Transplantation sind nämlich umso besser, je kürzer die Zeit der Dialysebehandlung war (UNOS-Ergebnisse).

Die immer wieder geäußerte Vermutung, eine Nierentransplantation könne erst nach Beginn der Dialyse vorgenommen werden, trifft somit nicht zu. Bei bereits fortgeschrittener Niereninsuffizienz mit deutlicher urämischer Symptomatik (fortschreitende „Nierenvergiftung") ist jedoch zu erwägen, den körperlichen Zustand zunächst durch eine mehrmonatige Dialysebehandlung zu stabilisieren und zu verbessern. So dass die geplante Lebendspende dann unter zeitlich und gesundheitlich optimalen Bedingungen erfolgen kann.

Bei den Patienten, die auf die Niere eines verstorbenen Spenders warten müssen, ergibt sich der Zeitpunkt der Transplantation jedoch aus dem Sachzwang der Organverteilung. Wunsch und Wirklichkeit fallen demnach weit auseinander. Die Ursache dafür ist vor allem der Mangel an verfügbaren Spenderorganen.

## 8. Gibt es eine Altersgrenze? Können auch ältere Menschen transplantiert werden? Wirkt die Behandlung bei ihnen ähnlich wie bei Jüngeren?

Grundsätzlich gibt es keine Altersgrenze für die Nierentransplantation. Auch ältere Menschen können erfolgreich transplantiert werden. Die Nierentransplantation wirkt sich bei ihnen ähnlich wie bei Jüngeren aus.

Es hängt natürlich vom Gesundheitszustand des Einzelnen ab, ob eine Transplantation ratsam ist, wobei für ältere und jüngere Kandidaten dieselben Kriterien der Transplantationsfähigkeit gelten. Bei älteren Menschen werden die Kontrolluntersuchungen während der Wartezeit etwas häufiger durchgeführt, da sich ihr Gesundheitszustand schneller verändern kann.

Beobachtungen aus den letzten Jahren (siehe Übersicht) haben dazu geführt, dass die Transplantierbarkeit älterer Patienten zunehmend günstiger beurteilt wird.

Was spricht für eine Nierentransplantation bei älteren Patienten?

- Ältere nierentransplantierte Patienten leben im Durchschnitt länger als gleichaltrige Patienten unter Dialysebehandlung.
- Ältere Patienten behalten ihr Transplantat im Durchschnitt länger als jüngere, wahrscheinlich wegen der abnehmenden Kraft des Immunsystems im Alter.
- Mit einem speziellen Behandlungsprotokoll (ein Protokoll ist die Summe aller Behandlungsmaßnahmen) ließ sich bei älteren Patienten, die Nieren von älteren Spendern erhielten, ein ähnlich gutes Behandlungsergebnis erzielen wie bei jüngeren Patienten mit jüngeren Spenderorganen!

Dennoch muss es gestattet sein, die Grenzen des Machbaren kritisch zu beleuchten: Problematisch ist die Durchführung einer Nierenersatztherapie in der Altersgruppe der über 75- bzw. über 80-Jährigen. Zunächst zur Dialyse: Es besteht ein allgemeiner Konsens, dass Hämodialyse und Peritonealdialyse grundsätzlich auch bei alten Patienten erforderlich sind. Eine verkürzte Lebenserwartung kann kein Argument gegen eine lebenserhaltende Therapie sein.

Für die Transplantation müssen wir aber von anderen Gegebenheiten ausgehen: Im Gegensatz zu jüngeren Patienten kann hier bei 75 – 80-Jährigen nicht von einer lebensverlängernden Therapie gesprochen werden. Der mögliche Gewinn an Lebensqualität durch eine Nierentransplantation ist in diesem hohen Alter fraglich und relativ. Ein gut rehabilitierter alter Dialysepatient riskiert durch die möglichen Komplikationen der Transplantation gerade *diesen* Rehabilitationsgrad. Die Verteilung eines so limitierten medizinischen Gutes, wie sie Spendernieren darstellen, kann in Anbetracht der zahlreichen Patienten auf der Warteliste nicht ausschließlich nach der medizinischen Machbarkeit entschieden werden. Beim älteren Patienten hat die Transplantation für die Erhaltung der Lebensführungskompetenz nicht *die* zentrale Bedeutung wie bei jüngeren. Daher erscheint das hohe Lebensalter als ein gerechtfertigtes und gebotenes Verteilungskriterium bei der Vergabe von Organen.

## 9. Können auch Kinder eine Nierentransplantation erhalten?

Ja, auch Kinder können eine neue Niere erhalten. Das Nierenversagen bei Kindern beruht häufig auf angeborenen Nierenmissbildungen mit Harnstauung (36 Prozent der Fälle), zystischen Missbildungen (14 Prozent) oder erblichen Nierenerkrankungen (10 Prozent). Der Rest verteilt sich auf immunologische Erkrankungen der Nierenkörperchen (Glomerulonephritiden), wie sie auch beim Erwachsenen vorkommen, und seltene andere Nierenerkrankungen.

Die Nierentransplantation ist äußerst wichtig für die körperliche und seelische Entwicklung betroffener Kinder. Etwa 40 Prozent der Kinder, die mit einer Dialyse beginnen, bleiben mit ihrer Körperlänge weit unterhalb der Norm und sind minderwüchsig. An der Dialyse wachsen die Kinder nur 1 bis 2 Zentimeter pro Jahr (normal 5 – 6 Zentimeter pro Jahr). Nach erfolgreicher Nierentransplantation kann das Wachstum durch eine notwendige Behandlung mit Kortison wiederum so gestört sein, dass viele der früher transplantierten Kinder als Erwachsene klein- oder minderwüchsig blieben. Heute kann weitgehend auf das wachstumshemmende Kortison verzichtet werden, so dass die Kinder nach Transplantation ein so genanntes Aufholwachstum zeigen.

Eine Nierentransplantation ist ab einem Gewicht von etwa 10 Kilogramm technisch möglich. Ab diesem Gewicht kann auch eine Lebendnierenspende (meist durch die Eltern) erfolgen. Bis zum Erreichen dieses Körpergewichtes werden die Kinder mit Peritonealdialyse und hochkalorischer Ernährung behandelt.

Wird keine Lebendnierenspende angestrebt, werden Kinder bis zum Alter von 16 Jahren bei der Zuteilung einer postmortalen Spenderniere bevorzugt, so dass ihre mittlere Wartezeit ca. 1 Jahr beträgt. Der Spender sollte jünger als 60 – 50 Jahre, aber älter als 4 – 6 Jahre sein.

Bei Kindern müssen die Eltern (Alleinerziehenden, Erziehungsberechtigten) die Einwilligung zur Transplantation geben und die Einhaltung der Folgebehandlung (immunsuppressive Therapie, Teilnahme an den Kontrolluntersuchungen) gewährleisten. Die Erfolgsaussichten einer Nierentransplantation bei Kindern sind insgesamt hervorragend: Nach 10 Jahren sind nach vorliegenden Ergebnissen noch 82 Prozent der erhaltenen Nieren funktionstüchtig.*

* Die Ausführungen zu dieser Frage stützen sich auf ein Referat von Herrn Dr. B. Klare, dem langjährigen Leiter der Kinderdialyse München-Schwabing.

## 10. Woher stammt die neue Niere?

Die meisten Transplantationen werden als so genannte postmortale Organspende von Verstorbenen vorgenommen. Früher waren das zumeist Unfallopfer nach tödlichen Schädel-Hirn-Verletzungen. In jüngster Zeit hat sich der Anteil älterer Spender mit tödlichen Hirnerkrankungen (vor allem Schlaganfall) vergrößert. Diese Organe werden von der Vermittlungszentrale Eurotransplant zugeteilt, die für Deutschland, Belgien, Luxemburg, die Niederlande, Österreich und Slowenien zuständig ist. In Deutschland verpflanzte Organe stammen daher aus den genannten Ländern und manchmal auch aus Ländern mit eigenen Organvermittlungszentralen, wie zum Beispiel Frankreich, Großbritannien oder der Schweiz.

Nachdem der Hirntod des potenziellen Spenders von zwei erfahrenen Ärzten festgestellt wurde, die in keiner Verbindung zum Transplantationsteam stehen, werden die nächsten Angehörigen gebeten, für den Verstorbenen zu entscheiden, ob eine Organentnahme möglich ist. Ihrem Wunsch wird auf jeden Fall entsprochen (auch wenn er dem erklärten Wunsch des Verstorbenen widerspricht). Danach wird der Kreislauf des Verstorbenen mit intensivmedizinischen Maßnahmen aufrechterhalten, bis das Organ bzw. die Organe entnommen sind. Dies geschieht, um die Spenderorgane in einem möglichst guten Zustand zu halten.

Bei der Lebendnierenspende stammt das Organ von einem lebenden Spender, der dem Empfänger „in besonderer persönlicher Verbundenheit offenkundig nahesteht“. Die besondere Problematik der Lebendspende wird weiter unten behandelt.

## 11. Kann man Spenderorgane kaufen?

Nach dem deutschen Transplantationsgesetz (TPG) ist der Handel mit Organen (TPG §17) strikt verboten. Schon der Versuch ist für Arzt und Patient strafbar. Angedroht sind Freiheitsstrafen bis zu 5 Jahren oder hohe Geldstrafen (TPG §18). Auch Lebendspender, die sich bezahlen lassen, können bestraft werden, allerdings kann bei Spendern und Empfängern nach Ermessen des Gerichtes von einer Bestrafung abgesehen werden (§18, Abs. 4).

Leider gibt es weltweit einen Handel mit Organen. Hierfür sind die schlechten wirtschaftlichen Verhältnisse in den so genannten Drittweltländern auf der einen Seite und das Ungleichgewicht zwischen Organangebot und -bedarf der Industrienationen auf der anderen Seite anzuschuldigen.

Innerhalb der Länder, die zu Eurotransplant gehören, erfolgt die Organvergabe nach streng geregelten und überwachten Kriterien. In diesem System ist ein Organhandel unmöglich. Dies gilt auch für die benachbarten europäischen Länder, die andere Organverteilungsorganisationen (zum Beispiel UK-Transplant, Swiss Transplant, France Transplant) haben.

## 12. Wer käme für mich als Lebendspender in Frage? Welchen Vorteil bietet die Lebendspende?

Die Bedingungen für eine Lebendspende sind im deutschen Transplantationsgesetz (TPG) geregelt (siehe Auszug). Eine Organspende zu Lebzeiten ist danach nur unter Verwandten ersten oder zweiten Grades (also Eltern, Kinder, Geschwister oder Halbgeschwister, Großeltern, Enkeln), unter Ehepartnern, Verlobten sowie unter Menschen möglich, die sich in besonderer persönlicher Verbundenheit nahestehen. Oberstes Gebot ist die Freiwilligkeit sowohl der Spende als auch deren Annahme.

Kontrovers wird in der Öffentlichkeit die Spende zum Beispiel von Kindern auf Eltern diskutiert, obwohl sie vom TPG nicht ausgeschlossen wird. Der Gesetzgeber hat hier die Patientenautonomie (den persönlichen Willen der Beteiligten) bestärkt.

## Untersuchungsablauf bei Lebendspende im Transplantationszentrum München-Großhadern

Vor einer geplanten Lebendnierenspende hat sich in unserem Zentrum der folgende Ablauf bewährt: Zunächst Klärung der Blutgruppenverträglichkeit, dann gemeinsames Informationsgespräch im Transplantationszentrum und Durchführung der Kreuzprobe (Cross-Match), um mögliche Antikörper des Empfängers gegen den Spender auszuschließen. Dabei werden etwaige Risikofaktoren bei Spender und Empfänger geprüft und mit den Beteiligten erörtert. Vor Beginn der Spenderuntersuchung sollte die Transplantabilität des Empfängers geklärt sein.

Die Untersuchung des Spenders kann ambulant oder stationär erfolgen. Da es sich zunächst grundsätzlich um „gesunde Personen" handelt, ziehen wir eine ambulante Untersuchung vor, die sich je nach Alter und Risikoprofil des Spenders über 4 bis 6 Tage erstreckt. Danach wird auf der Grundlage der Untersuchungsergebnisse ein internistisch-nephrologisches Gutachten über den Spender und die Unbedenklichkeit einer Nierenspende erstellt.

Danach bietet die psychologische Beratung (in unserem Zentrum 1 bis 2 Sitzungen) Gelegenheit, die spezielle persönliche Beziehungssituation noch einmal zu klären und zu bestätigen.

Sodann finden sich alle Beteiligten zum medizinisch/psychologischen Abschlussgespräch zusammen. Nach gemeinsamer Erörterung der Spender/Empfänger-Beziehung und spezieller medizinischer Probleme wird die Entscheidung zur Lebendnierenspende getroffen. Spender und Empfänger werden dann nach Maßgabe des TPG der Lebendspendekommission der Bayerischen Landesärztekammer am Transplantationszentrum München-Großhadern vorgestellt.

Danach wird die Transplantation möglichst zeitnah durchgeführt.

Wegen des Organmangels, der zu langen Wartezeiten führt, aber auch wegen der guten Erfolgsaussichten einer Lebendspende-Transplantation nimmt die Zahl der Menschen zu, die eine Niere für eine Person des gesetzlich definierten Personenkreises spenden. Im europäischen Vergleich ist Deutschland diesbezüglich jedoch noch eine Art Entwicklungsland. Während Lebendspenden in Skandinavien schon bis zu 60 Prozent aller Nierentransplantationen ausmachen, sind es in den USA derzeit 36 Prozent und hierzulande erst 16 Prozent.

Rechtliche Grundlagen –
Auszug aus dem Transplantationsgesetz von 1997

§8

(1) Die Entnahme von Organen einer lebenden Person ist nur zulässig, wenn

1. die Person
   a) volljährig und einwilligungsfähig ist,
   b) ... aufgeklärt worden ist und in die Entnahme eingewilligt hat,
   c) nach ärztlicher Beurteilung als Spender geeignet ist und voraussichtlich nicht über das Operationsrisiko hinaus gefährdet oder über die unmittelbaren Folgen der Entnahme hinaus gesundheitlich schwer beeinträchtigt wird,
2. die Übertragung des Organs auf den vorgesehenen Empfänger nach ärztlicher Beurteilung geeignet ist, das Leben dieses Menschen zu erhalten oder bei ihm eine schwerwiegende Krankheit zu heilen, ihre Verschlimmerung zu verhüten oder ihre Beschwerden zu lindern,
3. ein geeignetes Organ eines Spenders nach §3 oder §4 im Zeitpunkt der Organentnahme nicht zur Verfügung steht und
4. der Eingriff durch einen Arzt vorgenommen wird. Die Entnahme von Organen, die sich nicht wieder bilden können, ist darüber hinaus nur zulässig zum Zwecke der Übertragung auf Verwandte ersten oder zweiten Grades, Ehegatten, Verlobte oder andere Personen, die dem Spender in besonderer persönlicher Verbundenheit offenkundig nahestehen.

Die Geschichte des Transplantationsgesetzes geht bis in die späten 1970er Jahre zurück. Das jetzige Gesetz von 1997 ist nach 20-jähriger Diskussion nur als Kompromiss anzusehen. Bis 1997 befand sich die Bundesrepublik Deutschland, was Transplantationen betraf, gleichsam in einem „gesetzfreien Raum". Als Grundlage galt der Transplantationscodex der „Arbeitsgemeinschaft der westdeutschen Transplantationszentren mit Einschluss von Westberlin". Danach war die Lebendnierenspende nur in besonderen Fällen und dann grundsätzlich nur unter blutsverwandten Personen möglich.

Auch heute sind noch viele Fragen nicht ganz ausdiskutiert. Eine davon ist die so genannte Überkreuzspende. Nach einem Urteil des Bundessozialgerichts vom 10. Dezember 2003 wurde die Kostenerstattung einer Überkreuz-Lebendspende von Nieren anerkannt. Dabei spendet der jeweils gesunde Partner seine Niere dem jeweils kranken Partner eines anderen Paares, sofern die Blutgruppe nicht verträglich ist oder eine positive Kreuzprobe (Antikörper) die Spende des eigentlichen Partners verbietet.

Grundsätzlich gibt es in der medizinethischen Diskussion derzeit keine wesentlichen Vorbehalte gegen eine derartige Überkreuzspende. Dennoch muss festgehalten werden, dass diese Entscheidung des Bundessozialgerichtes nur die Erstattungspflicht der Versicherung im Einzelfalle, nicht aber die generelle Genehmigung einer derartigen Lebendnierenspende bedeutet.

Eine Novellierung (Ergänzung) des Transplantationsgesetzes von 1997 ist dringend erforderlich und wird derzeit vorbereitet.

Die Lebendspende hat für den Empfänger große Vorteile gegenüber der Organspende eines Verstorbenen. Arzt, Patient und Spender können den günstigsten frühen Zeitpunkt für die Transplantation auswählen. In manchen Fällen kann die Lebendspende schon vor Eintreten des terminalen Nierenversagens erfolgen. Eine so frühzeitige Nierentransplantation, die dem Patienten die Dialyse komplett erspart, kann beispielsweise zum Erhalt seiner Arbeitsstelle beitragen.

Ein nicht zu unterschätzender Vorteil bei einer Lebendspende ist die besonders kurze Konservierungszeit der Spenderniere zwischen der Entnahme beim Spender und der Einpflanzung beim Empfänger. Eine kurze Konservierungszeit gilt heute als ein wesentlicher Faktor für ein gutes Langzeitergebnis.

Der wichtigste Vorteil der Lebendspende gegenüber der Organspende eines verstorbenen Spenders ist dann auch das deutlich bessere Langzeitergebnis. Alle Untersuchungen zeigen, dass die neuen Nieren von lebenden Spendern (im Durchschnitt) länger funktionsfähig bleiben.

Den Krankenkassen und damit der Solidargemeinschaft erspart die Lebendspende zudem die Kosten der jahrelangen Dialyse während der Wartezeit.

Vorteile der Lebendspende

- frühzeitige Nierentransplantation, Vermeidung der Abhängigkeit von der Dialyse, eventuell Erhalt der Arbeitsfähigkeit
- Operation zum optimalen Zeitpunkt für alle Beteiligten durchführbar
- kurze Konservierungszeit der Niere zwischen Entnahme und Einpflanzung
- längere Funktionsdauer der transplantierten Niere
- emotionale Verbundenheit zwischen Spender und Empfänger
- Einsparungen der Krankenkasse

## 13. Welche Risiken kommen auf den Lebendspender zu? Wie sieht der Eingriff bei ihm aus?

Ein gesunder Mensch mit guter Nierenfunktion kann eine Niere spenden, ohne eine wesentliche Beeinträchtigung seiner Gesundheit – auch nicht auf lange Sicht – befürchten zu müssen. Denn *eine* Niere ist in der Lage, die gesamte Nierenfunktion zu übernehmen.

Bei der Entnahme der Niere hat der Spender ein gewisses allgemeines Operations- und Narkoserisiko. Zu den Operationsrisiken zählen Wund- und Harnwegsinfekte, Venenentzündungen, vereinzelt auch Lungenembolien sowie das Nachbluten aus der Operationswunde, das einen erneuten Eingriff erforderlich macht. Leichte Komplikationen treten etwa bei jedem zehnten, schwerere bei etwa jedem dreißigsten Spender auf. Das Risiko, bei der Nierenentnahme zu sterben, liegt unter 1 zu 1000.

Die Wahrscheinlichkeit, später selbst eine terminale Nierenschwäche zu erleiden, etwa durch einen Unfall oder einen Tumor der Restniere, ist gegenüber der allgemeinen Bevölkerung nur geringfügig erhöht. Eine geringgradige Eiweißausscheidung bleibt weitgehend unverändert und geht nicht mit einer Funktionsverschlechterung der Niere einher. Etwa 20 Prozent der Menschen mit *einer* Niere entwickeln einen Bluthochdruck im Laufe ihres Lebens. Nach Untersuchungen des Schweizer Lebendspenderegisters unterschied sich das Blutdruckverhalten der Spender 5 – 10 Jahre später nicht von der schweizerischen Normalbevölkerung. Nach einer schwedischen Studie lag die Lebenserwartung der Spender sogar deutlich über derjenigen der Normalbevölkerung. Ein kleiner Nachteil sind die erforderlichen regelmäßigen Kontrolluntersuchungen.

Risiken und Nachteile des Lebendspenders

- operativer Eingriff mit allgemeinem Operations- und Narkoserisiko
- regelmäßige Kontrolluntersuchungen
- gering erhöhtes Risiko einer Niereninsuffizienz
- leicht erhöhtes Risiko eines Bluthochdrucks

Die Entnahme der Niere eines Lebendspenders kann über einen Schnitt in der Flanke, über einen Bauchschnitt oder laparoskopisch bei einem minimal-invasiven Eingriff („Schlüssellochchirurgie") erfolgen. Die Niere wird freipräpariert. Der Harnleiter wird etwa in der Mitte durchtrennt und beim Spender verschlossen. Die Nierengefäße werden abgeklemmt und danach ebenfalls durchtrennt und beim Spender verschlossen. Bis zur Transplantation wird das Organ bei 4 °C kühl gelagert.

## 14. Wer bezahlt die Lebendspende?

Sowohl der Lebendspender als auch der Organempfänger sollten sich vor der Transplantation mit den jeweiligen Kostenträgern der Organverpflanzung (hier ist immer der Versicherer des Empfängers zuständig) in Verbindung setzen und sich ihre Leistungsansprüche schriftlich bestätigen lassen. Dies gilt für gesetzlich Versicherte, besonders aber für Privatversicherte sowie für Beihilfeberechtigte und Sozialhilfeempfänger, die nicht bei einer Krankenkasse versichert sind. Es geht dabei vor allem um die Frage, ob der Spender auch für die Vor- und Nachbehandlung finanziell abgesichert ist.

Theoretisch ist dies klar, zumindest was die gesetzliche Krankenversicherung betrifft: Denn nach einem Beschluss der Spitzenverbände der Krankenkassen tragen die gesetzlichen Kassen die im Zusammenhang mit einer Organspende für den Spender entstehenden Aufwendungen, von den Voruntersuchungen über die Organentnahme bis zur erforderlichen Nachsorge.

Im Falle eines gesundheitlichen Schadens bei der Organentnahme oder als Folge der Operation besteht ein gesetzlicher Versicherungsschutz bei der Unfallversicherung, die für das Transplantationszentrum zuständig ist.

Nach dem Bundessozialgerichtsurteil vom 12. Dezember 1972, Az: 3 RK 47/70, ist auch ein Verdienstausfall des berufstätigen Spenders, der durch die Organspende entsteht, in den Leistungsumfang eingeschlossen. Dennoch erscheint es ratsam, sich gerade über diesen Punkt im Vorfeld genau zu informieren (Krankenkassen, Selbsthilfegruppen, Sozialrechtler).

Lebendspender eines Organs sind für den Fall, dass sich gesundheitliche Risiken des Eingriffs verwirklichen, gesetzlich unfallversichert (§2 Abs. 1 Nr. 13 Buchstabe b des Siebten Buches Sozialgesetzbuch vom 7. August 1996 in der Fassung durch §23 Transplantationsgesetz vom 5. November 1997). Die gesetzliche Unfallversicherung umfasst grundsätzlich einen Anspruch auf Heilbehandlung einschließlich Leistungen der medizinischen Rehabilitation, auf berufsfördernde soziale und ergänzende Leistungen zu Rehabilitation, auf Leistungen bei Pflegebedürftigkeit sowie auf Geldleistungen (Verletztengeld/Übergangsgeld) während der Heilbehandlung und der beruflichen Rehabilitation. Wird die Erwerbsfähigkeit infolge des Eingriffs über die 26. Woche nach dem Versicherungsfall hinaus um mindesten 20 Prozent gemindert, besteht grundsätzlich Anspruch auf eine Rente. Im Falle des Todes entstehen für Hinterbliebene unter anderem Ansprüche auf Renten und Beihilfen.

Je nach der persönlichen Lebens- und Einkommenssituation und dem individuellen Versicherungsschutz können die Leistungen der gesetzlichen Unfallversicherung etwa im Hinblick auf Gesundheitsleistungen und Erwerbsunfähigkeitsrente hinter dem bisherigen Standard bzw. den Erwartungen des Spenders/der Spenderin zurückbleiben. Die Abdeckung solcher Versicherungslücken durch etwaige Zusatzversicherungen bleibt gegenwärtig der privaten Initiative von Spender und Empfänger überlassen.

Die Begründung des Transplantationsgesetzes (Bundestags-Drucksache 13/4355 vom 16.4.1996. S. 30) hat hierzu klargestellt, dass der Ausgleich derjenigen Kosten, die für eine angemessene Absicherung einer durch die Organentnahme bedingten Erhöhung des Risikos des Spenders, berufsunfähig zu werden, anfallen, nicht den Vorwurf des (strafbaren) Organhandels begründet.

## 15. Wie ist es überhaupt möglich, dass Organe von Verstorbenen nach einer Verpflanzung weiterleben?

Nach Feststellung des Hirntodes und Klärung der Frage, ob der Verstorbene als Organspender anzusehen ist (Spenderausweis, Einwilligung der Angehörigen zur Organentnahme), wird der Kreislauf des Toten noch mit intensivmedizinischen Maßnahmen aufrechterhalten, bis die Organe in einer Operation entnommen sind. Auf diese Weise werden sie noch bis zum Abschluss der Entnahme mit Nährstoffen versorgt und leben sozusagen auf Organebene weiter, während ihr Träger schon tot ist.

Nachdem sie vom Kreislauf abgetrennt sind, werden die Organe mit einer speziellen, gekühlten Konservierungslösung durchspült und dabei abgekühlt. Durch die Unterkühlung auf ca. 4 °C können die Organe länger aufbewahrt werden, ohne ihre Fähigkeit zur Wiederaufnahme ihrer Funktion zu verlieren. In sterilen Plastikbeuteln verpackt und in speziellen Transportbehältern kühl gelagert (Abbildung **5**), werden sie auf schnellstem Weg zum Transplantationszentrum gebracht. Nieren sollten möglichst bald, können aber bis zu 36 Stunden nach der Entnahme transplantiert werden.

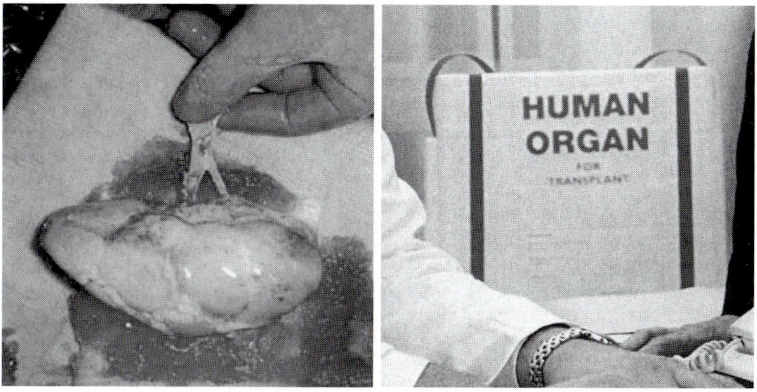


Abb. **5** Niere bei der Entnahme und Transportbehälter der entnommenen Niere.

Werden sie innerhalb dieses Zeitraumes beim Empfänger eingepflanzt, an dessen Gefäße angeschlossen und von dessen Blut durchströmt, nehmen sie ihre Funktion in der Regel wieder auf, manchmal innerhalb von Minuten und manchmal erst nach Tagen und Wochen.

Ursache für eine verzögerte Funktionsaufnahme ist immer eine Organschädigung sowohl durch den Hirntod an sich, die Entnahmeoperation, die Kühlung durch die Konservierungslösung als auch durch den Wiederanschluss an den Blutkreislauf. Solche Gewebeschädigungen sind auch wichtige Ursachen für das Auftreten von Abstoßungsreaktionen. Mit anderen Faktoren zusammen bahnen sie auch das chronische Transplantatversagen an. Je geringer diese Gewebeschädigungen sind, desto besser sind die Langzeitergebnisse. Das ist auch ein wesentlicher Grund für die besseren Ergebnisse nach Lebendnieren-Transplantation.

## 16. Kann man sicher sein, dass mit dem Organ keine Krankheiten übertragen werden?

Sowohl der Organspender als auch das gespendete Organ werden mithilfe zahlreicher Nachweismethoden ausgiebig auf übertragbare Erkrankungen untersucht. Tote und Lebende mit einer HIV-, Hepatitis-B- oder Hepatitis-C-Infektion oder mit einer allgemeinen Sepsis (im ganzen Körper verbreiteten Infektionserkrankung) kommen nicht als Organspender in Frage. Dies gilt auch für Personen mit früherem oder aktuellem Drogenmissbrauch, die ein erhöhtes Risiko für solche übertragbaren Erkrankungen haben.

Die gegenwärtige Praxis der Testung gewährt eine hohe Sicherheit, mit der Spenderniere keine übertragbare Krankheit zu erwerben. Die Sicherheit ist aber nicht hundertprozentig, da je nach Infektionskrankheit und Testverfahren eine „Nachweislücke" bestehen kann und da manche Überträger (zum Beispiel Prionen beim Rinderwahn BSE oder der menschlichen Variante, der Jakob-Creutzfeldt'schen Erkrankung) noch nicht nachgewiesen werden können.

Die derzeit beim Organspender durchgeführten Untersuchungen nennt die folgende Übersicht.

Untersuchungen beim Organspender

- HI-Viren (Aids)
- Hepatitisviren B und C
- Zytomegalievirus (CMV)
- Syphilis (Lues)

Beim Lebendspender zusätzlich:

- Epstein-Barr-Virus (EBV)
- Herpesvirus 8 (HHV 8)

## 17. Kann die ursprüngliche Nierenkrankheit nach der Transplantation im neuen Organ wieder auftreten?

Viele Erkrankungen, die zu einer terminalen Niereninsuffizienz und damit zu einer Nierentransplantation führen, können in der neuen Niere (im Transplantat) wieder auftreten. Allerdings spielen diese Rezidive (erneut aufgetretenen Erkrankungen) keine besonders große Rolle für den Erhalt oder Verlust von Transplantaten. Denn nur ein Bruchteil aller Transplantatverluste beruht auf dem Wiederauftreten der Grundkrankheit. Nach dem Register der European Dialysis and Transplantation Association, European Renal Association (EDTA, ERA) waren es 3 Prozent in der Auswertung von 1980 bis 1991.

Erkrankungen, die in der neuen Niere *nicht* wieder auftreten, sind die chronische Nierenbeckenentzündung (sofern die Ursache, zumeist eine Harnabflussstörung, beseitigt wurde!), die Zystennieren, die Analgetika-Nephropathie (sofern der Schmerzmittel-Missbrauch nach der Transplantation aufhört!), das so genannte Alport-Syndrom (erbliche Nierenerkrankung mit Schwerhörigkeit) und die Nierenerkrankung bei Bluthochdruck (wenn keine Verengung der Nierenarterie mehr besteht und der Bluthochdruck medikamentös behandelt wird!).

Problematischer hinsichtlich eines Rezidivs ist die Glomerulonephritis, bei der es in 10 bis 80 Prozent der Fälle zu einem Rezidiv kommt, das allerdings nur für 5 bis 20 Prozent der Transplantatverluste verantwortlich ist. Bei diesen Erkrankungen scheint die Wahrscheinlichkeit eines Rezidivs erhöht zu sein, wenn der Empfänger eine Lebendspende von einem Blutsverwandten erhält.

Die Nierenerkrankung infolge Diabetes (diabetische Nephropathie) entsteht auch in der neuen Niere nach einer gewissen Zeit wieder, führt aber nur selten innerhalb einer absehbaren Zeit (10 Jahre) zum Transplantatverlust. Dies ist nicht verwunderlich, da sich eine diabetische Nephropathie über 15 bis 20 Jahre entwickelt. Dennoch ist inzwischen klar, dass bei dieser Erkrankung die gleichzeitige Transplantation der Niere *und* der Bauchspeicheldrüse von Vorteil ist. Nach dieser kombinierten Transplantation bleibt die neue Niere länger in ihrer Funktion erhalten und der Patient länger am Leben als nach alleiniger Nierentransplantation. Mit der damit verbundenen Heilung vom Diabetes wird nämlich auch das Fortschreiten der diabetischen Makro- und Mikroangiopathie (Schädigung der großen und kleinen Blutgefäße durch die Zuckerkrankheit) verhindert.

## 18. Bin ich nach der Nierentransplantation wieder ganz gesund?

Funktioniert die neue Niere gut, bilden sich *die* Gesundheitsstörungen weitgehend zurück, die auf der Nierenerkrankung beruhen. Der Körper wird nun regelmäßig und ausreichend von harnpflichtigen Stoffen befreit. Die Zahl der roten Blutkörperchen steigt wieder. Durch die Niere bedingte Störungen des Knochenstoffwechsels heilen aus. Die allgemeine Leistungsfähigkeit nimmt zu.

Wegen der notwendigen dauerhaften Behandlung mit immunsuppressiv wirksamen Medikamenten (Immunsuppressiva), welche die Abwehr des körpereigenen Immunsystems gegen die transplantierte Niere unterdrücken, besteht nach der Transplantation ein erhöhtes Infektionsrisiko. Denn die Immunsuppressiva vermindern auch die Abwehrleistung gegen Krankheitserreger. Da es nach den ersten Monaten bzw. dem ersten Jahr nach einer erfolgreichen Nierentransplantation zu einer gewissen Toleranz gegenüber dem fremden Organ kommt, kann die immunsuppressive Therapie nun in der Regel verringert werden, wodurch das Infektionsrisiko sinkt.

Außerdem besteht unter immunsuppressiver Behandlung (Immunsuppression) ein erhöhtes Risiko für eine Tumorerkrankung (Krebsrisiko), insbesondere für Haut-, Nieren- und Lymphdrüsenkrebs.

Durch die Immunsuppressiva können zudem Fettstoffwechselstörungen und ein Diabetes entstehen oder sich verschlechtern. Gleiches gilt für den Bluthochdruck, der seinerseits wiederum die transplantierte Niere schädigen kann.

Aus alledem folgt, dass bereits bestehende Herz-Kreislauf-Erkrankungen oder Stoffwechselkrankheiten sich nach einer Nierentransplantation nicht zwangsläufig bessern. Auch von der Niere unabhängige Erkrankungen (wie zum Beispiel Asthma oder Gelenkerkrankungen) bestehen nach der Transplantation fort. Die eingangs gestellte Frage muss daher leider mit einem Nein beantwortet werden.

## 19. Wie sind die Erfolgsaussichten im Allgemeinen?

Alle sicheren Aussagen über die Erfolgsaussichten nach einer Nierentransplantation beziehen sich auf größere Gruppen von Patienten. Vorhersagen zum Verlauf bei einzelnen Patienten sind im Grunde nicht möglich. Allerdings lassen sich aus den Ergebnissen verschiedener Gruppen Faktoren ermitteln, die für eine bessere oder schlechtere Prognose sprechen und auch für den Einzelfall eine gewisse Aussagekraft haben.

Die beste Langzeitprognose nach Nierentransplantation hat die Gruppe der Patienten, die eine neue Niere von einem verwandten (also in einem Teil der Gewebemerkmale übereinstimmenden) lebenden Spender erhalten. Danach folgen die Patienten mit einer Lebendspende von einem nicht verwandten Spender (zum Beispiel einem Ehepartner). Eine nicht ganz so gute Prognose hat die Gruppe der Patienten, deren neue Niere von einem verstorbenen Spender stammt. Allerdings sind auch die Ergebnisse dieser Gruppe noch bemerkenswert gut: Ein Jahr nach der Nierentransplantation sind derzeit etwa 90 Prozent der Organe funktionstüchtig, nach 5 Jahren etwa 75 Prozent und nach 10 Jahren über 65 Prozent. Bei Lebendspende-Nierentransplantationen arbeitet nach 20 Jahren noch mehr als die Hälfte der Nieren (Abbildung **6**).

Ausschlaggebend für den Langzeiterfolg sind aber nicht nur die Herkunft und Qualität des Spenderorgans. Auch die Mitwirkung und Therapietreue des Patienten sind entscheidend, also ob er gesund lebt, seine Medikamente regelmäßig einnimmt und die Nachsorgeuntersuchungen alle wahrnimmt.

Sollte die neue Niere irgendwann nicht mehr funktionieren, ist oft eine erneute Aufnahme auf die Warteliste möglich. Die Zeit bis zu einer abermaligen Transplantation (Re-Transplantation) wird mit einer Dialysebehandlung überbrückt.

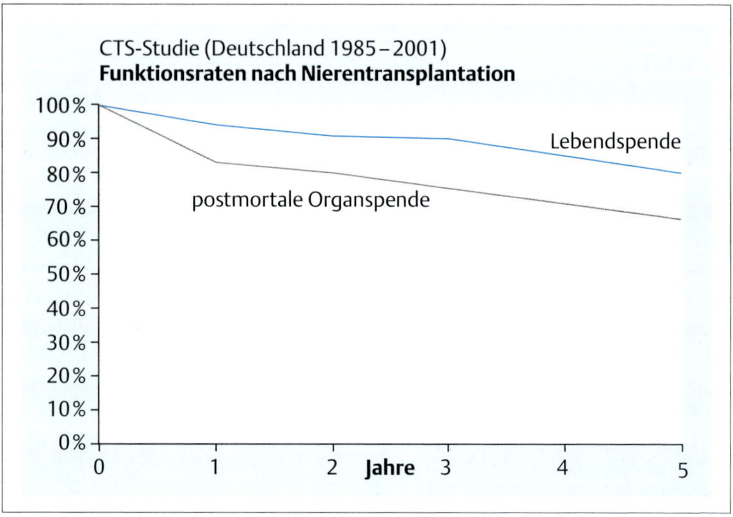


Abb. **6** Langzeitergebnisse nach Nierentransplantation.

# Auf der Warteliste

## 20. Welche Untersuchungen werden vor Aufnahme auf die Warteliste durchgeführt?

Ihr Arzt hat mit Ihnen die Möglichkeit einer Nierentransplantation besprochen und Sie haben sich dazu entschlossen, eine Transplantation anzustreben. Sie werden nun bei einem der anerkannten Transplantationszentren angemeldet, welches prüft, ob es Sie als Kandidat für eine Nierentransplantation akzeptieren kann. Zur Prüfung Ihrer Transplantationsfähigkeit (Transplantabilität) sind verschiedene Untersuchungen erforderlich, die in der Regel von Ihrem Dialysearzt/Nephrologen veranlasst werden.

Diese Untersuchungen sind in einem speziellen Anmeldungsformular („Checkliste“) zusammengefasst. Das Transplantationszentrum (Transplantationskonferenz) entscheidet nach dem Ergebnis dieser Untersuchungen entweder direkt über die Aufnahme auf die Warteliste oder veranlasst noch zusätzliche Untersuchungen.

Die Untersuchungen vor Aufnahme auf die Warteliste dienen einerseits dazu, Ihre Transplantationsfähigkeit festzustellen. Sie sollen Ihnen und Ihrem Arzt aber andererseits auch eine Risikoabwägung zwischen Transplantation und Dialyse ermöglichen. Dies ist für ältere Patienten (über 65 Jahre) besonders wichtig.

Zum einen soll mit diesen Untersuchungen ermittelt werden, ob Ihr Gesundheitszustand den mit der Transplantation verbundenen operativen Eingriff erlaubt. Zum anderen geht es darum, Infektionserkrankungen zu entdecken, da Infektionsherde, wie zum Beispiel eine Tuberkulose, entzündete Dickdarmdivertikel, eine entzündete Gallenblase oder infizierte Zähne, unter der immunsuppressiven Behandlung nach der Transplantation zu ernsten Erkrankungen führen können. Solche Infektionsherde müssen daher vor der Transplantation saniert werden, zum Beispiel durch Operation von Divertikeln und Gallensteinen sowie durch Zahnsanierung.

Auch der Ausschluss von Krebserkrankungen ist besonders wichtig, da auch sie sich unter immunsuppressiver Therapie schnell ausbreiten würden. Wird bei dieser Voruntersuchung eine Krebserkrankung entdeckt, muss sie zunächst behandelt werden. Nach *erfolgreicher* Behandlung muss der Patient eine Wartezeit zwischen 2 und 5 Jahren (je nach Krebserkrankung) einhalten, bevor eine Nierentransplantation für ihn wieder in Frage kommt.

Untersuchungen vor Aufnahme auf die Warteliste

| | |
|---|---|
| Allgemein | Krankengeschichte (Anamnese), Diagnosen (bestehende Erkrankungen), körperliche Untersuchung |
| Herz/Lunge/Gefäße | EKG, Röntgenaufnahme des Brustkorbs, Ultraschalluntersuchung des Herzens, Belastungs-EKG (Fahrrad), Ultraschalluntersuchung der Gefäße (Halsschlagader, Beinarterien), Röntgenaufnahme des Bauches wegen etwaiger Gefäßverkalkungen |
| Niere/Blase | urologische Untersuchung bei urologischer Grunderkrankung, Diabetes, zweiter Transplantation, fehlender Urinausscheidung (Blasenkapazität), Männern ab 40 Jahren (Prostata) |
| Bauchorgane: Leber, Gallenblase, Magen | Ultraschalluntersuchung |
| Geschlechtsorgane | Untersuchung beim Urologen (siehe oben), Untersuchung beim Frauenarzt |
| Zähne | Zahnarzt, mit Panoramaaufnahme (Röntgen) der Zähne |
| Labor | Blutgruppe, Gewebeantigene, Blutbild, Leberwerte, Nierenwerte, Blutsalze, Gerinnung, Entzündungswerte, Blutzucker, Schilddrüsen/Nebenschilddrüsen-Hormone, Blutfette, Eiweißbestandteile (Elektrophorese) |
| Mikrobiologie (Krankheitserreger) | Urinbakteriologie, Hepatitisviren, Herpesviren: CMV, EBV; HIV |
| Diese Untersuchungen werden durch weitere Spezialuntersuchungen ergänzt, wenn spezielle Gesundheitsstörungen vorliegen oder wenn bei diesen Standarduntersuchungen krankhafte Befunde erhoben wurden. | |

Bei der Voruntersuchung wird auch auf spezielle Hindernisse geachtet, die eine Nierentransplantation erschweren: So wird zum Beispiel die Durchgängigkeit der großen Bein- und Beckengefäße sorgfältig geprüft (durch klinische Untersuchung, Ultraschall, Nachweis von Gefäßkalk im Röntgenbild). Die Gefäße von Diabetikern werden besonders eingehend untersucht. Bei ihnen wird grundsätzlich eine Angiographie

(Gefäßdarstellung) der Becken-Bein-Gefäße und eine Herzkatheteruntersuchung zur Darstellung der Herzkranzgefäße vorgenommen. Schwerwiegende Veränderungen an diesen Blutgefäßen würden nämlich den Operationsverlauf bei einer Nierentransplantation (siehe S. 39) sehr ungünstig beeinflussen.

Die Untersuchungen zur Transplantierbarkeit werden während der Wartezeit auf eine neue Niere nach Maßgabe des Transplantationszentrums regelmäßig aktualisiert.

## 21. Was würde dazu führen, dass ich nicht auf die Warteliste gesetzt werden kann?

Die Hauptgründe für den *definitiven* Ausschluss von der Nierentransplantation wurden bereits genannt (S. 29):

- unheilbare Krebserkrankungen,
- unheilbare Infektionskrankheiten,
- schwerwiegende chronische Erkrankungen (Herz-, Gefäß-, Bronchial-, Lungen-, Lebererkrankungen), die dauerhaft ein zu hohes Operationsrisiko bedingen.

Einige Gründe für einen *vorläufigen* Ausschluss von der Nierentransplantation wurden auch schon genannt (S. 29). Nach einer erfolgreichen Behandlung kann eine Nierentransplantation möglich sein bei

- Infektionskrankheiten bzw. -herden, die mit Erfolgsaussicht behandelt werden können,
- Krebserkrankungen, die mit Erfolgsaussicht behandelt werden können (danach aber Wartezeit von 2 bis 5 Jahren),
- schwerwiegenden Erkrankungen, die momentan ein zu hohes Operationsrisiko bedingen, aber mit Erfolgsaussicht behandelt werden können.

Weitere Erkrankungen und Verhaltensweisen können dazu führen, dass ein Kandidat *vorläufig oder definitiv* nicht auf die Warteliste gesetzt wird:

- Starke Fettleibigkeit wird von vielen Transplantationszentren als Ausschlussgrund bewertet. Sehr dicke Menschen haben nämlich ein erhöhtes Operationsrisiko und geringere Erfolgsaussichten nach der Transplantation. Allgemein empfohlen wird daher eine Gewichtsabnahme bis unter einen Body-Mass-Index (BMI) (siehe Kasten) von 30, bevor eine Transplantation unternommen wird.

Bei einem BMI von 35 und mehr wird eine Transplantation nicht durchgeführt.

$$\text{Body-Mass-Index} = \frac{\text{Körpergewicht in Kilogramm}}{\text{Körpergröße in Meter zum Quadrat}}$$

Beispiel: Körpergewicht = 75 kg, Körpergröße = 1,68 m
Body-Mass-Index = $75 / 1{,}68^2 = 75 / 2{,}82 = 26{,}6$

- Von Patienten mit Suchterkrankungen (Alkohol, illegale Drogen) wird ein erfolgreicher Entzug und der Nachweis einer Abstinenz (fachpsychiatrisches Gutachten) gefordert, bevor eine Nierentransplantation bei ihnen befürwortet wird.
- Bei Patienten mit schweren psychischen Erkrankungen gilt: Sofern die geistigen Fähigkeiten, wie zum Beispiel bei Demenzkranken, eingeschränkt sind, ist eine Nierentransplantation nur sinnvoll, wenn eine Betreuungsperson die Einhaltung der immunsuppressiven Therapie und der Kontrolluntersuchungen garantiert. In anderen Fällen, wie zum Beispiel bei Patienten mit einer schweren Depression, muss die Genesung abgewartet werden.
- Ob Patienten, die eine neue Niere durch Nichtbefolgen der notwendigen immunsuppressiven Behandlung verloren haben, ein zweites Mal transplantiert werden sollen, kann nur unter Kenntnis aller Umstände des Einzelfalles entschieden werden.

## 22. Wie lange wird es etwa dauern, bis ich transplantiert werde?

Sofern keine Lebendspende geplant ist, die recht bald durchführbar wäre, werden Sie bei Eignung zur Nierentransplantation auf die so genannte Warteliste gesetzt. Nun dauert es im Durchschnitt etwa 5 bis 6 Jahre, bis ein geeignetes Spenderorgan für Sie verfügbar ist. Im Einzelfall kann die Wartezeit aber stark von diesem Durchschnitt abweichen. Kürzere Wartezeiten bestehen für Empfänger mit der Blutgruppe AB, für Kandidaten mit kombinierter Nieren-Bauchspeicheldrüsen-Transplantation, für Kinder bis zum Alter von 16 Jahren und für ältere Empfänger über 65 Jahre. Letztere erhalten in einem besonderen Programm von Eurotransplant („old for old") die Niere eines ebenfalls älteren Spenders.

Bei der Organvergabe durch Eurotransplant ist die Dauer der Wartezeit ein wichtiges Kriterium (siehe folgende Frage). Mit zunehmender Dauer steigt Ihre Chance „dranzukommen“.

Der Hauptgrund für die Wartezeit ist der Mangel an Spenderorganen. In Deutschland warten derzeit etwa 9500 Patienten auf eine Nierentransplantation. Jährlich können aber nur etwa 2000 bis 2500 Nierentransplantationen vorgenommen werden, da nicht mehr Organe verfügbar sind.

## 23. Wie ist die Verteilung der Spenderorgane geregelt? Geht dabei alles mit rechten Dingen zu?

Im Computer der Zentrale von Eurotransplant laufen die medizinischen Daten aller Patienten zusammen, die in den angeschlossenen Ländern auf eine Nierentransplantation warten. Zu diesen Daten gehören die Blutgruppe und ein Muster von Gewebemerkmalen (Antigenmuster).

Wird nun im Einzugsbereich von Eurotransplant eine verfügbare Spenderniere gemeldet, ermittelt der Computer (sobald er die Blutgruppe und Gewebemerkmale des verstorbenen Spenders kennt) in kurzer Zeit einen passenden Empfänger. Da das Spenderorgan außerhalb des Körpers nur eine begrenzte Überlebenszeit hat (siehe S. 22), ist die schnelle Vermittlung entscheidend.

Bei der Zuteilung einer Spenderniere werden die folgenden Kriterien berücksichtigt:

- Die **Übereinstimmung der Gewebemerkmale** von Spender und Empfänger (siehe auch S. 35) ist das Hauptkriterium und wird bei der Zuteilung mit einem Anteil von 40 Prozent gewichtet. Bewertet wird die Anzahl der übereinstimmenden (Matches) bzw. nicht übereinstimmenden Merkmale (Mismatches).
- Die **Wartezeit** ist das zweitwichtigste Kriterium (Gewichtung von 30 Prozent). Sie zählt übrigens immer – auch bei späterer Anmeldung und zwischenzeitlicher Abmeldung – ab dem ersten Tag der Dialysetherapie.
- Um die **Konservierungs- bzw. Transportzeit** der Spenderniere möglichst kurz zu halten, wird auch die Entfernung vom Spender- zum Empfängerzentrum bei der Zuteilung berücksichtigt (Gewichtung von 20 Prozent).
- Bei der so genannten **Mismatch-Wahrscheinlichkeit** (Gewichtung von 10 Prozent) geht es darum, dass die verschiedenen Gewebemerkmale in der Bevölkerung unterschiedlich oft vorkom-

men. Durch dieses Kriterium erhalten Patienten mit seltenen Merkmalen einen kleinen Bonus.
- Ebenfalls erhalten **Kinder unter 16 Jahren** einen besonderen Bonus.

Ist ein Empfänger identifiziert, werden sein Transplantationszentrum und er selbst umgehend benachrichtigt. Der Auserwählte wird dann, sofern keine medizinischen Gründe dagegen sprechen, so rasch wie möglich auf die Transplantation vorbereitet (siehe S. 37f). Der Empfänger erfährt nicht, von wem sein Organ stammt, und die Angehörigen des Spenders wissen nicht, wer das Spenderorgan erhalten hat.

Die Funktion und Zuständigkeit von Eurotransplant als Vermittlungsstelle sind nach dem Transplantationsgesetz §12 vertraglich geregelt und folgen den Richtlinien der „Ständigen Kommission Organtransplantation" der Bundesärztekammer. Zahlreiche Kontrollmechanismen gewährleisten, dass bei der Verteilung der wertvollen Spenderorgane alles mit rechten Dingen zugeht und dass niemand benachteiligt oder bevorzugt wird.

## 24. Was muss ich in der Zeit auf der Warteliste beachten? Was könnte dazu führen, dass ich wieder von der Warteliste genommen werde?

Während der Zeit auf der Warteliste setzen Sie die Dialysebehandlung fort. Nehmen Sie alle Kontrolluntersuchungen, sei es im Rahmen der Dialysetherapie oder des Transplantationsvorhabens, gewissenhaft wahr. Ergeben sich dabei neue Befunde, die behandelt werden müssen, um die Transplantationsfähigkeit zu erhalten, so sollte dies geschehen.

Eine gesunde Lebensführung ist sehr ratsam, wobei durch die Dialyse schon zahlreiche Vorgaben bestehen. Denken Sie auch an ausreichend Bewegung und Erholung und gewöhnen Sie sich spätestens jetzt das Rauchen ab.

Wenn Sie einen akuten Infekt haben, zum Beispiel eine Erkältung, eine Bronchitis oder eine Zahnvereiterung, müssen Sie oder Ihr Dialysearzt Ihr Transplantationszentrum umgehend informieren, damit es Sie bei Eurotransplant als „vorübergehend nicht transplantabel" melden kann. Vergessen Sie aber nicht, auch das Ende Ihrer Erkrankung wieder mitzuteilen.

Wenn Sie Ihren Urlaub in einem Dialyse-Ferienzentrum verbringen, weit entfernt von Ihrem heimatlichen Transplantationszentrum, ist es möglicherweise auch sinnvoll, sich vorübergehend von der Vermittlung ausnehmen zu lassen. Besprechen Sie dies bitte direkt mit Ihrem Transplantationszentrum.

Was könnte dazu führen, dass Sie wieder von der Warteliste genommen werden? Hierbei handelt es sich um dieselben Gründe, die dazu führen, dass Sie vorläufig oder definitiv nicht auf die Warteliste aufgenommen werden (siehe S. 36), sofern diese Gründe erst nach Aufnahme auf die Warteliste aufgetreten sind.

So kann sich zum Beispiel eine bestehende Erkrankung (etwa eine Herzschwäche) so weit verschlechtern, dass eine Transplantation definitiv unmöglich ist. Möglicherweise muss eine weiter fortgeschrittene Verengung der Herzkranzgefäße oder der Becken-Bein-Arterien durch einen Eingriff behandelt werden, wodurch Sie für eine gewisse Zeit nicht transplantabel sind. Gleiches gilt – aber für einen längeren Zeitraum – wenn bei Ihnen eine Krebserkrankung festgestellt und behandelt wird. Ebenso kann eine neu auftretende Erkrankung (etwa eine schwere Depression) einen vorläufigen Verzicht auf eine Transplantation erzwingen.

## 25. Wie erkennt man, dass ein angebotenes Spenderorgan für mich geeignet ist?

Ein wichtiges Kriterium ist die Übereinstimmung bestimmter Gewebemerkmale, der so genannten HLA-Merkmale, die auch „Transplantationsantigene“ genannt werden. Die Spenderniere sollte mit dem Gewebe des Empfängers in diesem Punkt möglichst weitgehend übereinstimmen. Die Abkürzung „HLA“ steht für „humane (menschliche) Lymphozyten-Antigene“, da diese Merkmale zuerst auf Lymphozyten (einer Untergruppe der weißen Blutkörperchen) gefunden wurden. Später fand man sie aber auch an vielen anderen Zellen und Geweben.

Als „Antigene“ werden Oberflächenmerkmale von Zellen bezeichnet, mit denen die so genannten Antikörper (Eiweißstoffe im Dienste der Immunabwehr) reagieren können. Die körpereigenen Antikörper reagieren mit den körperfremden Antigenen des Transplantats. Eine solche Antigen-Antikörper-Reaktion kann zum Untergang der Antigen-tragenden Zellen, also des Transplantats, führen.

HLA-Antigene sind also Oberflächenmerkmale von Zellen, die das feindliche Immunsystem erkennt und an denen es angreift. Daher ist eine möglichst große Übereinstimmung in diesen Merkmalen zwischen der Spenderniere und dem Empfänger wünschenswert. Früher galt: Je besser die Gewebeübereinstimmung ist, desto länger funktioniert eine neue Niere. Wegen zahlreicher weiterer Einflussfaktoren muss diese Regel allerdings eingeschränkt werden. So hat sich beispielsweise gezeigt, dass die HLA-Merkmale eine weitaus geringere Rolle spielen, wenn die Niere von einem lebenden Spender stammt.

Der Vergleich der Gewebeeigenschaften von Spender und Empfänger anhand der Daten im Eurotransplant-Computer wird noch durch eine aktuelle Untersuchung (Cross-Match) kurz vor der Transplantation ergänzt: Dabei werden weiße Blutkörperchen des Spenders mit dem Serum des Empfängers vermischt. Werden die Zellen des Spenders dabei angegriffen und zerstört, gilt das Cross-Match als „positiv" und die Transplantation wird abgesagt. In diesem Fall wäre nämlich das Risiko zu hoch, dass mit dem neuen Organ dasselbe geschieht.

Eine weitere Voraussetzung für eine Transplantation ist die Verträglichkeit der Blutgruppen von Spender und Empfänger. Inzwischen werden allerdings auch vereinzelt schon so genannte blutgruppenfremde Lebendspende-Transplantationen durchgeführt, bei denen unverträgliche Blutgruppen durch eine Vorbehandlung „verträglich" gemacht werden. Der Patient wird dabei aber durch eine deutlich verstärkte Immunsuppression belastet.

Bei der Niere spielt die Größe des Spenderorgans nur in Ausnahmefällen eine Rolle, zum Beispiel bei Kindern und bei besonderen anatomischen Verhältnissen im Körper des Empfängers.

# Die Operation und kurz danach – Beginn der immunsuppressiven Behandlung

## 26. Was geschieht, wenn plötzlich ein geeignetes Spenderorgan verfügbar ist? Welche Voruntersuchungen sind dann noch notwendig?

Möglicherweise sitzen Sie schon seit längerem „auf gepackten Koffern“, um am Tag oder auch in der Nacht des Anrufs aus dem Transplantationszentrum keine Zeit zu verlieren. Klären Sie mit dem Anrufer, wie viel Zeit Sie für die Fahrt in das Zentrum haben. Ob Sie selbst fahren können oder ob ein Eiltransport veranlasst wird. Fragen Sie auch, ob Sie schon nüchtern bleiben müssen oder noch etwas essen bzw. trinken dürfen.

Teilen Sie es dem Anrufer auf jeden Fall sofort mit (und nicht erst später im Zentrum), wenn Sie gerade eine Erkältung, Fieber oder sonst eine Erkrankung haben oder wenn Sie spüren, dass sich gerade eine Erkrankung anbahnt. Dies ist zu Ihrer eigenen Sicherheit absolut erforderlich. Außerdem kann in diesem Fall möglicherweise noch ein anderer Kandidat von diesem Organangebot profitieren. Ihr guter Platz auf der Warteliste geht Ihnen dadurch nicht verloren!

Im Krankenhaus angekommen, werden die Voruntersuchungen durchgeführt, die vor jeder größeren Operation zur Routine gehören.

Untersuchungen unmittelbar vor dem operativen Eingriff

- körperliche Untersuchung (Blutdruck, Puls, Temperatur, Körpergewicht)
- Blutentnahme für zahlreiche Laboruntersuchungen (unter anderem Kaliumwert im Serum)
- Überprüfung der Blutgruppe
- Untersuchung nach vorhandenen Viren
- Röntgenuntersuchung des Brustkorbes
- EKG
- Erhebung der aktuellen Krankengeschichte (Zwischenanamnese)

Wenn dabei nichts gefunden wird, was gegen eine Transplantation spricht, sind noch die folgenden Dinge zu erledigen, bevor Sie in den Operationssaal gelangen: Patienten mit hohen Kaliumwerten bzw. anderweitig erkennbarem Bedarf erhalten noch eine Dialysebehandlung. Außerdem erfolgt noch eine Untersuchung durch den Narkosearzt mit einer Aufklärung über den Ablauf und die Risiken einer Narkose. Zudem findet noch das Aufklärungsgespräch mit dem Transplantationschirurgen statt, der den Ablauf und die möglichen Risiken der Operation erklärt. Danach geben Sie Ihr schriftliches Einverständnis zu dem Eingriff. Die weiteren Operationsvorbereitungen bestehen noch aus einer Dusche (Wannenbad), aus der Rasur des Operationsgebietes und einem Reinigungseinlauf.

Im Vorraum des Operationssaales erhalten Sie einen zentralen Venenkatheter in die obere Hohlvene für Infusionen und Medikamente sowie einen Urinkatheter in die Harnblase.

Weitere Maßnahmen vor der Operation

- Cross-Match-Untersuchung (siehe S. 36) von Spender- und Empfängerzellen
- Dialysebehandlung bei Bedarf
- Untersuchung und Aufklärung durch den Narkosearzt
- Aufklärung durch den Transplantationschirurgen
- Einverständniserklärung
- Rasur des Operationsgebietes
- Reinigungseinlauf
- Legen eines zentralen Venenkatheters und eines Harnblasenkatheters

## 27. Was geschieht bei der Operation? Wie verläuft der Eingriff bei der Nierentransplantation?

Bei der Nierentransplantation werden die eigenen Nieren meistens im Körper belassen (siehe auch S. 43). Die neue Niere wird als zusätzliche dritte Niere eingepflanzt, und zwar ein gutes Stück unterhalb der eigenen Nieren im kleinen Becken (Abbildung **7**). Dort werden die Nierenarterie und -vene der Spenderniere mit der Beckenarterie und -vene des Empfängers verbunden. Wenn die Gefäßklemmen geöffnet werden, füllt sich die eingepflanzte Niere im Idealfall sofort mit Blut. Oft nimmt sie schon nach wenigen Minuten ihre Funktion wieder auf und bildet Urin, der aus dem noch offenen Harnleiter tropft. Nun wird der Harnleiter der neuen Niere in die Harnblase des Empfängers eingenäht.

Der ganze Eingriff geht von einem bogenförmigen Hautschnitt aus, der ungefähr 25 bis 30 Zentimeter lang ist und ansteigend von der Mitte des Schambeins bis zur Außenseite des Körpers verläuft.

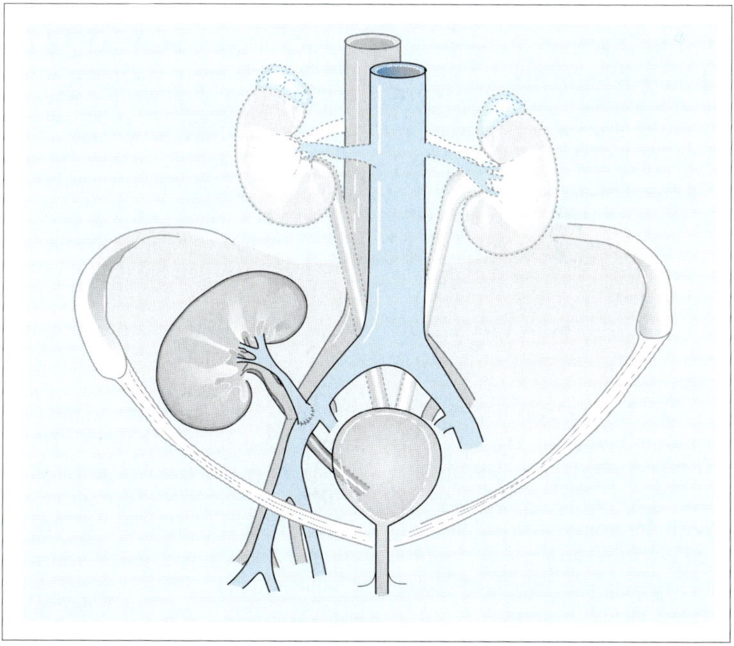

Abb. **7** Lage der transplantierten Niere.

Bevor die eröffneten Körperschichten (Haut, Unterhaut, Faszie, Muskel) nacheinander wieder verschlossen werden, kontrolliert der Transplantationschirurg noch einmal die Lage der neuen Niere. Dabei achtet er vor allem darauf, dass die Länge der Gefäße und des Harnleiters stimmt und dass alle diese Strukturen ohne Knick verlaufen.

Die Operation vom Hautschnitt bis zu seinem Wiederverschluss dauert meistens etwa 2 bis 3 Stunden.

## 28. Welche Risiken hat die Operation? Wie sehen die ersten Tage danach aus?

Das Operationsrisiko einer Nierentransplantation entspricht dem einer mittelschweren Bauchoperation. Das Risiko, eine Nierentransplantation nicht zu überleben, ist heute minimal. Als ernste Komplikationen können Nachblutungen oder eine Undichtigkeit der Einpflanzungsstelle des Harnleiters auftreten. Da die Patienten seit der Transplantation immunsuppressive Medikamente anwenden, ist ihr Infektionsrisiko in den ersten Tagen nach der Operation erhöht. Neben Wundinfektionen können auch Lungenentzündungen, Harnwegs- und Virusinfektionen auftreten. Durch vorbeugende Maßnahmen (unter anderem Spülung der Harnblase mit Antibiotika, möglichst kurze Dauer der absoluten Bettruhe nach dem Eingriff im Sinne einer Frühmobilisierung, vorbeugende medikamentöse Behandlung von Virusinfektionen) und durch eine engmaschige Überwachung wird das Risiko begrenzt.

Ihr Klinikaufenthalt nach der Transplantation beginnt auf der Intensivstation. Nach einem oder wenigen Tagen werden Sie dann auf die Transplantationsstation verlegt, wo Sie den Rest Ihres Klinikaufenthaltes von etwa 2 bis 4 Wochen verbringen. Gegen Wundschmerzen und etwaige Harnblasenkrämpfe in den ersten Tagen erhalten Sie wirksame Medikamente.

Mit dem Essen und Trinken beginnen Sie schon am ersten Tag nach der Operation, wobei die Kost schrittweise aufgebaut wird, bis der Darm wieder normal funktioniert. Die Trinkmenge wird täglich passend zur Nierenfunktion festgelegt. Oft nimmt die neue Niere ihre Funktion innerhalb weniger Stunden auf und steigert sie im Laufe der nächsten Tage bis zu normalen Werten. Bei manchen Nieren aber dauert es mehrere Tage bis Wochen, bis sie angemessen funktionieren.

Es ist heute üblich, dass die Patienten schon am ersten Tag nach der Transplantation aus dem Bett aufstehen, sich selbst waschen und eine Atemtherapie durchführen. Diese so genannte Frühmobilisation mit Unterstützung und unter Anleitung erfahrener Pflegekräfte ist sehr wichtig, um Thrombosen und Lungenentzündungen vorzubeugen. Gegen das Thromboserisiko erhalten Sie zusätzlich Heparin-Spritzen unter die Haut.

Duschen ist erst wieder erlaubt, wenn alle Wunddrainagen entfernt und die Fäden gezogen sind, Wannenbäder frühestens 3 Wochen nach dem Eingriff.

Bitte melden Sie alle auftretenden Beschwerden und Änderungen Ihres Befindens (Kopf-, Glieder-, Magenschmerzen), Druckgefühl im Wundbereich und Brustkorb, Atemnot und Herzbeschwerden sofort dem Pflegepersonal oder den Ärzten, damit Komplikationen rechtzeitig erkannt und behandelt werden.

Wenn Sie ein paar Tage nach der Transplantation Ihr Krankenzimmer wieder verlassen können, sollten Sie draußen noch einen Mundschutz tragen, um keine Klinikkeime einzuatmen. Auch Besucher mit einem (möglichen) grippalen Infekt sollten einen Mundschutz tragen – oder besser noch zu Hause bleiben.

## 29. Wie erkennt man, dass die neue Niere ihre Funktion aufgenommen hat?

In den Tagen nach der Transplantation wird die Funktion der neuen Niere natürlich sehr genau beobachtet. So werden täglich die Blutspiegel harnpflichtiger Substanzen (zum Beispiel Harnstoff und Kreatinin) bestimmt, die bei allmählich in Gang kommender Nierenfunktion abfallen. Auch der Kaliumwert im Blut erlaubt eine Aussage über die Nierenfunktion und lässt erkennen, ob noch eine weitere Dialysebehandlung notwendig ist, bis die neue Niere ausreichend arbeitet. Beachten Sie, dass eine Dialysebehandlung in den ersten Tagen und Wochen nach der Transplantation keinen Misserfolg signalisiert. Eine neue Niere, die ihre Funktion verzögert aufnimmt, kann nämlich später ebenso gut und lange funktionstüchtig sein wie eine Niere, die sofort funktioniert.

Auch die steigende Urinmenge gibt einen Hinweis auf die in Gang kommende Nierenfunktion. Manchmal aber bildet eine Transplantatniere mit verzögerter Funktionsaufnahme zunächst übermäßig viel Urin, und zwar bis zu mehreren Litern täglich.

Eine wichtige Rolle bei der Beurteilung der neuen Niere spielen auch Ultraschalluntersuchungen des Organs. In der ersten Woche erfolgen sie täglich und danach einmal wöchentlich bzw. je nach Transplantatfunktion.

Auch das Blutbild (zum Beispiel die Anzahl der roten Blutkörperchen im Blut) sowie Entzündungszeichen (zum Beispiel die Anzahl der weißen Blutkörperchen oder die Konzentration des so genannten C-reaktiven Proteins im Blut) weisen auf die Nierenfunktion, aber auch auf Infektionen und sonstige Komplikationen hin.

Gefährlich, auch für die Funktion der neuen Niere, ist das Auftreten einer Virusinfektion, insbesondere durch Zytomegalieviren (CMV). Daher wird das Blut regelmäßig auf CMV untersucht

Die immunsuppressive Therapie, die für die Funktion der neuen Niere eine entscheidende Bedeutung hat, wird durch die relativ häufige Bestimmung der Blutspiegel der immunsuppressiven Medikamente überwacht. Es soll dadurch sichergestellt werden, dass die Spiegel hoch genug sind, um akute Abstoßungen (siehe S. 45) der transplantierten Niere zu verhindern, aber nicht zu hoch, um deren Funktion zu beeinträchtigen.

Auch die regelmäßige Gewichtskontrolle dient der Beurteilung der Nierenfunktion. Eine Gewichtszunahme von 3 bis 5 Kilogramm und mehr kann auf eine Überwässerung des Körpers mit Einlagerung von Flüssigkeit im Gewebe bei (noch) schwacher Nierenfunktion hinweisen. Auch ein Anstieg des Blutdrucks kann auf einer Funktionsstörung der neuen Niere beruhen.

Sofern alle diese Untersuchungen noch kein genaues Bild vom Zustand der neuen Niere ergeben, kann die Entnahme einer Gewebeprobe (Biopsie) aus der eingepflanzten Niere erforderlich sein. Sie wird unter örtlicher Betäubung mit einer Hohlnadel durchgeführt, mit der ein millimeterdicker Zylinder von Nierengewebe entnommen wird. Die Untersuchung dieses Gewebes soll vor allem klären, ob eine akute Abstoßungsreaktion im Gange ist, welche die neue Niere gefährdet. Dies ist wichtig, um frühzeitig medikamentös auf die Situation zu reagieren und damit die Niere zu schützen.

Prüfung der Funktion der neuen Niere

- Blutwerte der harnpflichtigen Substanzen (Harnstoff, Kreatinin)
- Kaliumwert im Serum
- Urinmenge
- Eiweißausscheidung, Bakterien im Urin
- Ultraschalluntersuchungen der Niere
- Blutbild (Zahl der roten und weißen Blutkörperchen)

- Entzündungszeichen (Zahl der weißen Blutkörperchen, C-reaktives Protein)
- Blutspiegel der immunsuppressiven Medikamente
- CMV-Viren im Blut
- Körpergewicht, Flüssigkeitseinlagerung
- Blutdruck
- Nierenbiopsie

## 30. Was passiert eigentlich mit den eigenen Nieren? Werden sie bei der Operation entfernt?

Nein, in den meisten Fällen bleiben die eigenen Nieren im Körper. Nur in manchen Fällen werden sie entfernt, zum Beispiel bei großen Nieren mit vielen Zysten. Solche Nieren benötigen viel Platz und können die korrekte Platzierung der neuen Niere stören. Sie können außerdem Schmerzen verursachen und sind häufig infiziert, was nach Beginn der immunsuppressiven Behandlung besonders riskant ist. Solche Nieren werden oft schon vor der Transplantation entfernt. Auch bei Patienten mit so genannten Schrumpfnieren (die ein erhöhtes Krebsrisiko haben und einen Bluthochdruck auslösen können) und bei immer wiederkehrenden Nierenbeckenentzündungen kann eine operative Entfernung – meist ebenfalls vor der Transplantation – ratsam sein.

## 31. Was hat mein Immunsystem mit der ganzen Geschichte zu tun?

Das körpereigene Abwehrsystem, die Immunabwehr, ist ein eingespieltes Netzwerk aus Zellen, Botenstoffen, Rezeptoren und Antikörpern, das unter anderem in der Lage ist, in den Körper eingedrungene Krankheitserreger (Viren, Bakterien, Pilze) unschädlich zu machen. Das Immunsystem ist aber auch dazu fähig, eingepflanztes fremdes Gewebe, wie zum Beispiel eine transplantierte Niere, zu erkennen und vollständig zu zerstören. Daher ist das Immunsystem der eigentliche Pferdefuß bei jeder Transplantation von fremdem Gewebe. Erst die Entdeckung von Medikamenten, die das Immunsystem ausreichend und dauerhaft unterdrücken (supprimieren), hat die erfolgreiche Nierentransplantation ermöglicht. Diese Medikamente werden Immunsuppressiva genannt.

Die Aktion der Immunabwehr gegen eine eingepflanzte fremde Niere kann man sich folgendermaßen vorstellen: Jede Zelle trägt an ihrer Oberfläche ein eigenes Muster von Antigenen. Das sind Oberflächenmerkmale, welche wie ein Erkennungszeichen für einen Eindringling wirken. Sobald sie identifiziert sind, regen sie die Vermehrung der später angreifenden Antikörper und Immunzellen an und werden zuletzt zum Ziel dieses Angriffs. Haben sich die Angreifer in Form der Antikörper in ausreichender Menge gebildet, überschwemmen sie das fremde, eingepflanzte Organ, rufen weitere Abwehrzellen wie Fresszellen (Makrophagen) und Killerzellen zu Hilfe und machen den Zellen der neuen Niere den Garaus.

So genannte T-Lymphozyten (eine Unterabteilung der weißen Blutkörperchen) sind die wichtigsten Immunzellen. Sie untersuchen die Zellen, mit denen sie auf ihrem Weg durch die Lymph- und Blutgefäße zusammentreffen, auf ihre Zugehörigkeit zum eigenen Organismus. Erkennen sie beim Durchwandern der neuen Niere deren Gewebe als fremd (indem sie die fremden HLA-Antigene entdecken), lösen sie zwei Vorgänge aus: Erstens veranlassen sie die so genannten B-Lymphozyten zur Bildung von spezifischen Antikörpern gegen diese Antigene. Zweitens vermehren sie sich selbst und geben ihre Information an ihre Tochterzellen weiter, so dass bald eine große Zahl von Angriffszellen gegen die neue Niere zur Verfügung steht.

Wird dieser Angriff des Immunsystems nicht wirksam unterbunden, hat er früher oder später die neue Niere „erledigt". Dieser Angriff gegen die neue Niere wird auch als „Abstoßung" bezeichnet. Wenn er erst begonnen und noch nicht an sein Ziel geführt hat, wird von einer „Abstoßungsreaktion" oder „Abstoßungskrise" gesprochen.

Wichtige Elemente des Immunsystems

- **B-Lymphozyten**: bilden Antikörper gegen bestimmte Antigene
- **Antikörper**: große Eiweißmoleküle (Immunglobuline) mit einer Struktur auf ihrer Oberfläche, mit der sie Antigene erkennen; bei der Antigen-Antikörper-Reaktion markieren sie Eindringlinge (Krankheitserreger, fremde Zellen) für Fresszellen, welche diese Ziele dann „entsorgen“
- **T-Lymphozyten**: setzen die Antikörperbildung in Gang, zerstören als Killerzellen fremde Zellen
- **Makrophagen** (Fresszellen): umschließen und zersetzen Eindringlinge
- **Botenstoffe** und **Rezeptoren**: sind bei der Vermittlung der verschiedenen Leistungen des Immunsystems behilflich, zum Beispiel bei der Vermehrung der T-Lymphozyten; locken die Elemente des Immunsystems an den Tatort und steuern eine dort erzeugte Entzündungsreaktion (siehe folgende Frage)

## 32. Können Sie mir das mit der drohenden Abstoßung der neuen Niere genauer erläutern? Wie bemerke ich eine (akute) Abstoßung rechtzeitig?

Bei einer Abstoßung(sreaktion) versucht das Immunsystem, die neue, als fremd erkannte Niere zu zerstören. Die Immunzellen durchdringen die Wände der kleinen Blut- und Lymphgefäße und lösen die in der vorigen Frage geschilderte Immunreaktion aus. Dabei entsteht in der transplantierten Niere eine Entzündung. Gleichzeitig verdicken sich die Wände der kleinen Blutgefäße, was schließlich zu ihrem Verschluss und zur verminderten Durchblutung der neuen Niere führt.

Die Abstoßung(sreaktion) schlägt auf mehreren Ebenen zu:

- mit Antikörpern und direkt angreifenden Immunzellen,
- mit einer Entzündung und
- mit der Unterbindung der Blutzufuhr.

Bei der so genannten **akuten Abstoßungsreaktion** in den ersten Tagen, Wochen und Monaten nach der Transplantation stehen die Immunreaktion und die Entzündung im Vordergrund. Sie können, wenn nichts dagegen unternommen wird, innerhalb von Tagen zum Verlust der neuen Niere führen. In der Frühzeit der Nierentransplantation traten Schmerzen, eine Schwellung des transplantierten Organs, (hohes)

Fieber und ein Rückgang der Urinausscheidung auf. Heutzutage unter den modernen Immunsuppressiva verlaufen akute Abstoßungsreaktionen oft ohne äußerlich erkennbare Symptome und Beschwerden und lassen sich in vielen Fällen nur mit einer Gewebeprobe aus der Niere (Biopsie) sicher nachweisen.

Bei der so genannten **chronischen Transplantatabstoßung** oder besser gesagt **chronischen Transplantatdysfunktion (Transplantatversagen)**, die über Jahre verlaufen kann, wird vor allem die Verengung und schließlich Verstopfung der kleinen Nierenarterien wirksam. Auch sie führt letztendlich zum Funktionsverlust des Organs. An der Entstehung der chronischen Transplantatdysfunktion sind auch nichtimmunologische Faktoren, wie zum Beispiel der Bluthochdruck, erhöhte Blutfettwerte, nierenschädigende (nephrotoxische) Medikamente (darunter auch einige Immunsuppressiva) und Virusinfektionen (zum Beispiel durch Polyomaviren), beteiligt. Manche Wissenschaftler halten die nichtimmunologischen Schädigungen für bedeutsamer, daher wird heute die Bezeichnung „chronische Transplantatabstoßung“ weniger gebraucht.

Um eine akute Abstoßung zu verhindern, ist eine dauerhafte immunsuppressive Behandlung erforderlich. Hat eine akute Abstoßungsreaktion schon eingesetzt, wird diese Behandlung intensiviert, was oft zum Abklingen der Reaktion führt. Gegen eine chronische Abstoßung gibt es derzeit noch keine wirksame Behandlung. Durch die gewissenhafte Anwendung der immunsuppressiven Therapie und die entschiedene Behandlung der genannten nichtimmunologischen Faktoren ist aber eine gewisse Vorbeugung möglich.

Eine akute Abstoßung verläuft oft ohne spürbare Beschwerden oder äußerlich erkennbare Krankheitszeichen. In der Regel aber geht die Nierenfunktion bei einer Abstoßungsreaktion zurück. Daher wird die Funktion Ihrer neuen Niere engmaschig kontrolliert. In den ersten Monaten nach der Entlassung aus dem Krankenhaus haben Sie zwei Untersuchungen pro Woche, bei denen es vor allem um die Funktion der neuen Niere geht. Bei jedem Kontrolltermin erfolgt eine körperliche Untersuchung und werden zahlreiche Laborwerte bestimmt, um laufende Abstoßungsreaktionen und Infektionen rechtzeitig zu erkennen. Bei Bedarf ordnet Ihr Arzt zusätzliche Untersuchungen (Ultraschall, Röntgen, Nierenbiopsie) an.

Zwischen den Terminen messen Sie täglich Ihre Körpertemperatur, Ihr Gewicht, Ihre Flüssigkeitszufuhr und Harnmenge (Flüssigkeitsbilanz) sowie Ihren Blutdruck und notieren die Messwerte in einer Art Tagebuch. Diese Aufzeichnungen sind für Ihren Arzt recht aufschlussreich. Und ist es nicht auch ein beruhigendes Gefühl, sich in dieser nützlichen Weise um das neue Organ selbst kümmern zu können?

Bei den Kontrolluntersuchungen werden Sie auch zur Verträglichkeit der immunsuppressiven Medikamente befragt. Außerdem werden die Blutspiegel der Immunsuppressiva gemessen. Je nach Ergebnis wird Ihre Medikamentendosis angepasst. Bei zu geringen Blutspiegeln würde das Risiko akuter Abstoßungsreaktionen steigen. Sind die Blutspiegel zu hoch, können vermehrte Infektionen und Nebenwirkungen (Nierenschädigung!) die Folge sein; außerdem steigt das Krebsrisiko.

Obwohl akute Abstoßungsreaktionen meist zunächst nur uncharakteristische Beschwerden verursachen, sollten Sie immer auf Gesundheitsstörungen achten, die darauf hinweisen könnten, und Ihren Arzt gegebenenfalls informieren.

(Mögliche) Zeichen einer Abstoßungsreaktion

- allgemeines Unwohlsein
- Abgeschlagenheit, Müdigkeit
- Abnahme der Urinmenge
- Ödeme, Gewichtszunahme (Flüssigkeitseinlagerung im Körper)
- Kurzatmigkeit
- Fieber (auch geringe Temperaturerhöhung)
- Druckschmerz im Bereich des Transplantats, also im rechten oder linken Unterbauch (eventuell durch Größenzunahme des Transplantats)
- Bauchschmerzen, Spannungsgefühl im Bauchbereich
- Blutdruckanstieg

## 33. Wie kann eine Abstoßung verhindert werden? Immunsuppression, was ist das? Warum muss ich von nun an immunsuppressive Medikamente einnehmen?

Damit eine Nierentransplantation dauerhaft erfolgreich ist, muss die Immunabwehr unterdrückt (supprimiert) werden. Die Entwicklung der Transplantationsmedizin zu einem überaus erfolgreichen Gebiet der modernen Medizin ist daher eng mit der Entwicklung wirksamer Medikamente zur Unterdrückung (Suppression) der Immunabwehr verknüpft.

„Immunsuppression" ist sozusagen das Zauberwort, wenn das Leben mit einem neuen Organ auf Dauer gelingen soll. Die Einnahme immunsuppressiv wirkender Medikamente (Immunsuppressiva) ist so lange erforderlich, wie die neue Niere eine ausreichende Funktion aufweist. Mit dieser Behandlung wird das fremde Organ gegen eine Abstoßung durch das eigene Immunsystem geschützt. Dies gelingt, indem bestimmte Prozesse des Abwehrsystems, wie zum Beispiel die Vermehrung der Immunzellen, gehemmt werden.

Einzelne Berichte über Menschen, die dauerhaft mit einem fremden Organ leben, ohne Immunsuppressiva anzuwenden, sind mit sehr großer Skepsis zu betrachten und haben für Sie persönlich keine Bedeutung. In aller Regel bedeutet das Absetzen des Immunsuppressivums ohne entsprechenden Ersatz durch ein anderes wirksames Präparat das Aus für die neue Niere. Nur die immunsuppressive Therapie sorgt dafür, dass der Körper das eingepflanzte fremde Organ auf Dauer akzeptiert.

Ein wichtiger Aspekt dabei ist, das Immunsystem gerade so weit zu schwächen, dass es das fremde Organ nicht abstößt, seine übrigen Funktionen, wie zum Beispiel Infektionserreger unschädlich zu machen, aber noch erfüllen kann. Nach einer Nierentransplantation gelingt es zumeist, die Dosis der immunsuppressiven Medikamente so einzustellen, dass dieses Ziel erreicht wird.

## 34. Welche Phasen der immunsuppressiven Behandlung werden unterschieden?

Grundsätzlich werden drei Phasen bzw. Situationen der immunsuppressiven Behandlung unterschieden:

- Die so genannte **Induktionstherapie** ist die hochdosierte bzw. mit dem Einsatz zusätzlicher Medikamente verbundene immunsuppressive Behandlung in den ersten Wochen nach der Transplantation. Die intensive Immunsuppression ist erforderlich, da die Immunabwehr in der Anfangsphase recht stark wirksam und die neue Niere noch besonders verletzlich ist. In dieser Phase werden oft Antikörper (zum Beispiel Daclizumab, Basiliximab, Antilymphozytenglobulin, Antithymozytenglobulin, OKT3) als Medikamente eingesetzt, welche die Aktionen von Lymphozyten gegen die neue Niere unterbinden. Diese Antikörper wirken gegen weiße Blutzellen (Lymphozyten) bzw. gegen bestimmte Strukturen ihrer Zelloberfläche, die für die Immunantwort (Abstoßung) erforderlich sind.
- Die **(Anti-)Abstoßungstherapie** setzt ein, wenn eine Abstoßungsreaktion diagnostiziert wird. Hierbei wird die Dosis der angewendeten Immunsuppressiva, vor allem von Kortison, erhöht. Bei Bedarf werden zusätzlich die oben genannten Antikörper angewendet. In den meisten Fällen führt diese Behandlung zum Abklingen der Abstoßungsreaktion.
- Als **Erhaltungstherapie** wird die Dauerbehandlung nach der Anfangsphase bezeichnet, die einige Wochen nach der Transplantation beginnt. Die meisten Patienten werden in dieser Phase mit drei oder auch nur zwei verschiedenen immunsuppressiven Medikamenten behandelt. Die Auswahl der Medikamente richtet sich unter anderem nach dem Bedarf an Immunsuppression, den Begleiterkrankungen und der Verträglichkeit beim einzelnen Patienten (siehe auch S. 54f).

## 35. Was bewirken die Medikamente? Wie wirken sie im Einzelnen?

Hier geht es zunächst um den Wirkmechanismus und Hauptaspekte der Anwendung. Nebenwirkungen kommen dann in der nächsten Frage dran.

**Kortison** (Prednison, Prednisolon) ist das erste bekannte Immunsuppressivum und wird auch heute noch in allen Phasen der Immunsuppression eingesetzt. Wegen seiner Nebenwirkungen bei längerer Anwendung sollte seine Dosis in der Erhaltungsphase so gering wie möglich sein, bzw. sollte versucht werden, es in dieser Phase ganz abzusetzen. Kortison hemmt Entzündungs- und Immunreaktionen beispielsweise dadurch, dass es die Bildung von Botenstoffen (Zytokinen) unterbindet.

**Azathioprin**, das heute weitgehend durch Mycophenolat ersetzt ist, hat der Transplantationsmedizin in den 1960er und 1970er Jahren zu einem ersten Durchbruch verholfen. Azathioprin hemmt die Vermehrung der T-Lymphozyten, indem es die Bildung ihrer Erbsubstanz beeinträchtigt.

**Ciclosporin** wurde zu Beginn der 1980er Jahre als Medikament eingeführt und ist bis heute das Immunsuppressivum, das die Langzeitergebnisse nach Nierentransplantation am deutlichsten verbessert hat. Ciclosporin hemmt die Aktivierung der T-Lymphozyten. Im Laufe der Behandlung wird der Ciclosporin-Blutspiegel (Wert 12 Stunden nach Medikamenteneinnahme = C0-Wert = Talspiegel; heute oft auch der Wert 2 Stunden nach der Einnahme = C2-Wert) regelmäßig gemessen und die eingenommene Dosis an den gemessenen Blutspiegel angepasst. Durch dieses Vorgehen konnte die Wirksamkeit und Verträglichkeit von Ciclosporin in den letzten Jahren noch verbessert werden.

**Tacrolimus** hat eine vergleichbare Wirkungsweise wie Ciclosporin und ist auch ähnlich wirksam. Manche Patienten kommen mit Tacrolimus und andere mit Ciclosporin besser zurecht. Nach ihrem Wirkmechanismus werden beide Immunsuppressiva auch als „Calcineurin-Inhibitoren“ bezeichnet.

**Mycophenolat** (die Mycophenolsäure) beeinträchtigt ebenfalls den Aufbau der Erbsubstanz von T-Lymphozyten und verhindert dadurch die schnelle Vermehrung dieser wichtigen Immunzellen. Die Substanz ist heute in zwei Formen verfügbar, als Mycophenolatmofetil (MMF) und als Mycophenolat-Natrium, die im Großen und Ganzen gleichwertig sind. Mycophenolat-Natrium liegt dabei in einer weiterentwickelten, magensaftresistent verkapselten Darreichungsform vor. Die Spiegelbestimmungen sind bei diesem Immunsuppressivum nicht so aussagefähig, so dass manche Zentren auf die Spiegelbestimmung verzichten.

**Sirolimus** (Rapamycin) ist ein neueres Immunsuppressivum, das die Vermehrung von T-Lymphozyten und anderen aktivierten Zellen hemmt. Sirolimus kann sowohl als Ersatz für Ciclosporin oder Tacrolimus als auch in Kombination mit diesen Immunsuppressiva eingesetzt werden. Nach seinem Wirkmechanismus wird Sirolimus auch als „mTOR-Inhibitor" bezeichnet.

**Everolimus** ist mit Sirolimus nah verwandt, hat aber eine kürzere Verweildauer im Körper, so dass notwendige Dosisänderungen schneller möglich sind. Beide mTOR-Inhibitoren haben möglicherweise den großen Vorteil, dass sie erstens der Verengung der Blutgefäße (auch bei dem chronischen Versagen der Transplantatniere) entgegenwirken und dass zweitens während ihrer Anwendung vergleichsweise wenige Krebserkrankungen entstehen, da diese Substanzen auch hemmend auf Blutgefäße im Krebsgewebe wirken. Bisher wurde dieser Vorteil hauptsächlich bei Sirolimus belegt, ähnliche Untersuchungen mit Everolimus haben aber begonnen. Bei beiden Medikamenten sind Blutspiegelbestimmungen erforderlich, die bei Everolimus wegen des schnelleren Abbaus der Substanz im Körper rascher zu beurteilen sind.

Unter den neu entwickelten immunsuppressiven Medikamenten, die derzeit klinisch untersucht werden, ist auch der sehr interessante Wirkstoff **FTY 720** (Novartis). Diese Substanz bewirkt, dass die T-Lymphozyten des Organempfängers in den lymphatischen Organen (Milz, Lymphknoten) zurückgehalten werden und nicht an den Ort ihrer zerstörerischen Wirkung, also in die neue Niere, gelangen. Das ist ein völlig neuer Wirkansatz.

Eine weitere sehr interessante Substanz in Entwicklung ist **FK 778** (Fujisawa). Diese Substanz wirkt sowohl hemmend auf das Immunsystem als auch auf chronische Virusinfektionen mit den so genannten Polyoma-(BK-)Viren, welche die Niere chronisch zerstören können.

Zu den immunsuppressiven Medikamenten zählen auch verschiedene **Antikörper** (Daclizumab, Basiliximab) und **Immunseren** (Antilymphozytenglobulin, Antithymozytenglobulin), die nur zur Initial- und (Anti-)Abstoßungsbehandlung eingesetzt werden.

## 36. Mit welchen Nebenwirkungen muss ich rechnen? Erhöht eine (zu) starke Immunsuppression das Krebsrisiko?

Die folgende Übersicht nennt wichtige unerwünschte Wirkungen der Immunsuppressiva (seltene Nebenwirkungen können Sie den Packungsbeilagen entnehmen). Sprechen Sie auf jeden Fall mit Ihrem Arzt, wenn Sie eine Nebenwirkung bemerken, und setzen Sie niemals von sich aus das Medikament einfach ab.

Wichtige Nebenwirkungen der Immunsuppressiva

| | |
|---|---|
| **Kortison** | • Gewichtszunahme wegen verstärktem Hungergefühl<br>• Muskel- und Knochenschwund (Osteoporose)<br>• Blutdruckanstieg<br>• Magengeschwür<br>• Zuckerkrankheit<br>• Akne<br>• bei Kindern: Wachstumsstörungen |
| **Azathioprin** | • Anämie (verminderte Zahl der roten Blutkörperchen)<br>• Leukopenie (verminderte Zahl der weißen Blutkörperchen)<br>• Thrombopenie (verminderte Zahl der Blutplättchen)<br>• Haarausfall<br>• veränderte Leberwerte |
| **Ciclosporin** | • Verschlechterung der Nierenfunktion<br>• Blutdruckanstieg<br>• Verdickung des Zahnfleisches<br>• leichtes Zittern der Hände<br>• veränderte Leberwerte<br>• erhöhte Blutfette<br>• gelegentlich: Zuckerkrankheit<br>• vor allem bei Frauen: vermehrter Haarwuchs |

| | |
|---|---|
| **Tacrolimus** | • Verschlechterung der Nierenfunktion<br>• Blutdruckanstieg<br>• Schlafstörungen, Unruhe<br>• Kopfschmerzen<br>• Zittern der Hände<br>• Taubheitsgefühl, Gefühlsstörungen an Händen und Füßen<br>• veränderte Leberwerte<br>• Durchfall, Bauchschmerzen, Übelkeit<br>• Zuckerkrankheit |
| **Mycophenolat** | • Durchfall, Bauchschmerzen, Übelkeit<br>• selten Entzündung der Bauchspeicheldrüse<br>• Leukopenie<br>• Thrombopenie |
| **Sirolimus, Everolimus** | • erhöhte Blutfette<br>• Thrombopenie<br>• Anämie<br>• Leukopenie<br>• Wundheilungsstörungen<br>• Gelenkschmerzen |
| • Außerdem erhöhen alle Immunsuppressiva das Infektionsrisiko.<br>• Nach mehrjähriger Anwendung ist auch das Krebsrisiko gegenüber der allgemeinen Bevölkerung erhöht. | |

Die genannten Nebenwirkungen treten immer nur bei einem Teil der Anwender auf. Oft lässt sich die unerwünschte Wirkung durch eine Verringerung der Dosis lindern. Dabei ist allerdings zu beachten, dass die Dosis nicht zu stark gesenkt werden darf, um keine Abstoßungsreaktion zu riskieren. Wenn ein Immunsuppressivum nicht vertragen wird, kann die Umstellung auf ein anderes Medikament hilfreich sein.

Eine besondere Bedeutung haben Nebenwirkungen, die das Risiko von Herz-Kreislauf-Erkrankungen erhöhen. In diesem Zusammenhang sind vor allem der Bluthochdruck, der erhöhte Cholesterinspiegel und die Zuckerkrankheit zu beachten. Die Behandlung dieser Risikofaktoren ist entscheidend, denn auch nach einer Nierentransplantation sind Herz-Kreislauf-Erkrankungen die Hauptbedrohung für das Leben des

Patienten. Lässt man nämlich die Transplantatverluste im ersten Jahr nach Transplantation außer Acht, so stirbt die Hälfte aller Transplantierten mit einem funktionierenden Transplantat.

Die Schwächung des Immunsystems durch immunsuppressive Medikamente hat auch zur Folge, dass Krebszellen im Körper weniger effektiv kontrolliert werden. Daher ist das Krebsrisiko nach einer langjährigen immunsuppressiven Therapie etwa doppelt so hoch wie in der allgemeinen Bevölkerung. Als (weitere) Ursache des erhöhten Krebsrisikos gelten auch Viruserkrankungen, die eine Krebserkrankung (zum Beispiel Lymphdrüsenkrebs) auslösen können.

Viele Transplantationsmediziner sind der Meinung, dass zahlreiche Krebserkrankungen nach Organtransplantationen vermeidbar sind, wenn eine „Überimmunsuppression" vermieden wird – nach dem Motto „nur so viel Immunsuppression wie nötig". Dass eine besonders intensive Immunsuppression das Krebsrisiko erhöht, dafür spricht unter anderem die folgende Beobachtung: Nach Herz- und Lungentransplantationen, wo eine stärkere Immunsuppression verabreicht wird, treten Krebserkrankungen häufiger auf als nach Nierentransplantationen.

Als Patient können Sie einen aktiven Beitrag zur Verminderung Ihres Krebsrisikos leisten, indem Sie starke Sonneneinstrahlung meiden. Der zweithäufigste Tumor nach einer Transplantation (hinter dem Lymphdrüsenkrebs bzw. malignen Lymphom) ist nämlich ein bösartiger Hauttumor.

## 37. Erhalten alle nierentransplantierten Patienten dieselben Medikamente?

Nein, die heute verfügbaren Immunsuppressiva ermöglichen eine individuell maßgeschneiderte Immunsuppression. Der Arzt achtet bei der Auswahl der Medikamente zum Beispiel darauf, dass bestimmte Erkrankungen oder Risiken, die ein Patient mitbringt, durch die Nebenwirkungen der Medikamente nicht weiter verstärkt werden. So beeinträchtigt beispielsweise Tacrolimus den Fettstoffwechsel weniger als Ciclosporin. Andererseits erkranken Patienten seltener an einer Zuckerkrankheit, wenn sie Ciclosporin statt Tacrolimus erhalten.

Außerdem benötigen nicht alle Patienten eine gleich starke Immunsuppression. Ältere Patienten beispielsweise kommen oft mit einer weniger intensiven Immunsuppression zurecht als jüngere, da ihr Immunsystem nicht mehr so aktiv ist.

Zudem vertragen bestimmte Patienten manche Immunsuppressiva nicht oder bauen bei manchen Immunsuppressiva keine ausreichende Konzentration des Wirkstoffs im Blut (keine ausreichenden Medikamentenspiegel) auf. Hinzu kommt, dass die Begleitbehandlung mit anderen Medikamenten zu Wechselwirkungen der verabreichten Substanzen führen kann, die je nach Immunsuppressivum verschieden sind.

Kriterien einer individuellen Immunsuppression

- bestehende Erkrankungen und Nebenwirkungen der Immunsuppressiva
- erforderliche Intensität der Immunsuppression (zum Beispiel Induktions- und Erhaltungstherapie, verschiedene Lebensalter)
- individuelle Aufnahme, Verteilung, Verstoffwechselung und Ausscheidung (Pharmakokinetik) eines Wirkstoffs
- individuelle Verträglichkeit
- Begleitbehandlung und unterschiedliche Wechselwirkungen der Immunsuppressiva

# Im Langzeitverlauf nach Transplantation – Fragen auf lange Sicht

## 38. Was muss ich alles nach der Transplantation beachten? Was geschieht bei den regelmäßigen Kontrolluntersuchungen?

Bei der Entlassung aus der Klinik erhalten Sie in manchen Zentren ein Merkheft, in dem alles Notwendige steht, zum Beispiel wann, wie und in welcher Dosis Sie Ihre Medikamente einnehmen, welche Kontrollmessungen (Temperatur, Gewicht, Blutdruck) Sie wie oft durchführen und bei welchen Messwerten Sie sich beim Arzt melden sollen. Auf jeden Fall sollten Sie zumindest im ersten Jahr nach der Transplantation ein Buch führen, in dem Sie Gewicht, Temperatur, Blutdruck und Medikamente (in den ersten Wochen auch die Urinmenge) eintragen.

Der Infektionsschutz ist nun ein wichtiges Thema: In den ersten Wochen nach der Transplantation sollten Sie Menschenmengen meiden, insbesondere in geschlossenen Räumen, ebenso wie den Kontakt zu Menschen, die eine Erkältung oder eine andere Infektionskrankheit haben. Seien Sie auch beim Umgang mit Haustieren vorsichtig (siehe auch S. 64), denn sie können Krankheiten übertragen (Katzen zum Beispiel die Toxoplasmose und Papageien die Psittacose). Wegen der hohen Ansteckungsgefahr sind in den ersten 3 Monaten auch alle Arbeiten mit Garten- und Blumenerde (siehe auch S. 64) untersagt.

Achten Sie auch auf eine gesunde Lebensführung mit entsprechender Ernährung (S. 68f), ausreichender Bewegung (S. 70) und angemessener Erholung (S. 71).

Denken Sie auch an die gewissenhafte Behandlung von Erkrankungen wie Bluthochdruck oder Diabetes.

Was ist nach der Transplantation alles zu beachten?

- Medikamente richtig und regelmäßig einnehmen
- häusliche Kontrollmessungen durchführen (vor allem Temperatur, Blutdruck, Flüssigkeitsbilanz)
- auf die Funktion der neuen Niere achten (Zeichen der Abstoßung, S. 47)
- Infektionsschutz, Hygiene und Impfschutz (S. 60 – 63) beachten
- Nachsorgetermine und regelmäßige Kontrolluntersuchungen wahrnehmen
- gesund leben (Ernährung, Bewegung)
- angemessene Erholung und richtiger Umgang mit Stress
- Behandlung neuer und alter Gesundheitsrisiken (zum Beispiel Diabetes, Bluthochdruck)

Ihre regelmäßigen Nachsorgeuntersuchungen dürfen Sie auch dann nicht verpassen, wenn es Ihnen gut geht. Sie gehen dorthin, damit das so bleibt. Die Untersuchungen finden zunächst zweimal pro Woche statt. Im Laufe der Zeit dann seltener und schließlich im Langzeitverlauf in den ersten Jahren einmal pro Monat. Wir empfehlen unseren Patienten, die ersten 3 Monate nach der Transplantation direkt in der Betreuung des Transplantationszentrums zu bleiben. Für die Zeit danach empfehlen wir die gemeinsame Betreuung durch den niedergelassenen Nephrologen und die Transplantationsambulanz des Zentrums (dort zwei bis vier Untersuchungen pro Jahr).

Auch zwischen den Terminen sollten Sie Ihren Hausarzt, Nephrologen oder Arzt im Transplantationszentrum kontaktieren, wenn Ihnen etwas Wichtiges auffällt: Etwa wenn Sie Beschwerden haben, die auf eine Abstoßung hinweisen (S. 72), wenn Sie Nebenwirkungen der Medikamente vermuten (S. 52 – 54), wenn Sie bisher unbekannte Beschwerden haben oder wenn Sie den Rat Ihres Arztes für eine dringende Entscheidung benötigen. Manche Dinge lassen sich telefonisch oder per E-mail gut erledigen. Andere, wie zum Beispiel ungewöhnliche Krankheitszeichen an der Haut, sollten Sie Ihrem Arzt auf jeden Fall persönlich zeigen.

Die Themen der Nachsorgeuntersuchungen sind in der folgenden Übersicht genannt.

Wichtige Themen der Nachsorgeuntersuchungen

- Vorlage des Tagebuches mit den häuslichen Messungen (im 1. Jahr nach Transplantation)
- Kontrolle der Nierenfunktion: Kreatinin und Harnstoff im Blut
- Urinuntersuchung auf Eiweiß und Bakterien
- Routinelabor, Untersuchungen auf Virusinfektionen (CMV, Hepatitis, HIV)
- Blutdruckmessung
- Messung der Arzneimittelspiegel im Blut, danach eventuell Neueinstellung der immunsuppressiven Behandlung
- Verträglichkeit der immunsuppressiven Medikamente
- Diagnose und Behandlung von Begleiterkrankungen, zum Beispiel Bluthochdruck, Diabetes, Erkrankung der Herzkranzgefäße
- Ultraschalluntersuchung: Aussehen der Niere und des Nierenbeckens, Durchblutung der Niere, Ultraschall der im Körper belassenen Eigennieren
- Gespräch mit dem Arzt über Probleme allgemeiner, psychischer, familiärer oder beruflicher Art

## 39. Wie oft kann ich transplantiert werden?

Nachdem Ihr Transplantat – aus welchen Gründen auch immer – seine Funktion eingestellt hat, können Sie ein zweites oder auch drittes Mal transplantiert werden. Einige Patienten sind schon fünfmal transplantiert worden. Dabei müssen Sie jedoch Folgendes bedenken: Je kürzer ein Transplantat funktioniert, umso schlechter sind die Erfolgsaussichten der nächsten Transplantation. Je länger also das erste Transplantat seine Funktion behalten hat, desto besser sind die Aussichten für eine Zweittransplantation. In der Wartezeit auf das neue Organ muss jedoch wieder auf die Dialyse zurückgegriffen werden, es sei denn, es steht ein Lebendspender zur Verfügung. Die neue Wartezeit für die Niere eines verstorbenen Spenders rechnet sich wieder ab der ersten, erneuten Dialyse. Eine Ausnahme bildet nur ein Transplantatverlust innerhalb von 3 Monaten nach Transplantation, hier bleibt die alte Wartezeit erhalten.

## 40. Kann ich meinem Beruf wieder nachgehen? Welche Berufe sind nicht geeignet?

Die regelmäßige Dialyse ist ein ziemliches Hindernis für die Berufstätigkeit. Viele Patienten werden in dieser Situation sogar (vorübergehend) berentet. Nach der Transplantation kann der berufliche Wiedereinstieg gelingen, vor allem, wenn Sie vorher eine Bürotätigkeit ausgeübt haben. Tätigkeiten mit schwerer körperlicher Arbeit sind dagegen (eher) ungeeignet.

Wegen der immunsuppressiven Behandlung muss der Arbeitsplatz des nierentransplantierten Patienten einige Anforderungen erfüllen: So sollte ein normaler Tag-Nacht-Rhythmus mit geregeltem Schlaf und regelmäßiger Medikamenteneinnahme möglich sein, was gegen Nacht- oder Wechselschichten spricht. Die Arbeitsräume sollten gleichbleibend temperiert sein und keine hohe Luftfeuchtigkeit haben. Das schließt zum Beispiel die Arbeit unter Tage oder in einem Gewächshaus aus. Der Umgang mit Chemikalien, welche die Leber oder Lunge schädigen können, ist zu vermeiden (zum Beispiel keine Lackiererei oder Raffinerie). Die Arbeit sollte körperlich nicht zu schwer sein (zum Beispiel kein Gerüstbau oder Möbelpacker). Auch Arbeiten im Freien unter Witterungseinfluss sind nicht geeignet. Zum Umgang mit Tieren siehe S. 64.

Grundsätzlich ist aber sehr zu befürworten, dass Sie als transplantierter Patient arbeiten. Sogar wenn Sie durch eine betriebliche Umsetzung oder durch eine Umschulung finanzielle Einbußen in Kauf nehmen müssen.

## 41. Wie erkenne ich das Auftreten eines chronischen Transplantatversagens?

Ein chronisches Transplantatversagen entwickelt sich über Monate und Jahre. Wenn Sie regelmäßig an den Kontrolluntersuchungen teilnehmen, wird es am allmählichen Anstieg der harnpflichtigen Stoffe (vor allem Kreatinin) frühzeitig erkannt. Sicher nachweisen lässt sich diese Störung durch eine Probeentnahme (Biopsie) von Nierengewebe. Durch Umstellung der immunsuppressiven Behandlung kann es gelingen, den weiteren Verlauf eines chronischen Transplantatversagens maßgeblich zu verzögern.

## 42. Was kann ich tun, um Infektionen zu vermeiden? Sind Impfungen erlaubt?

Das Thema Infektionsschutz wird in den nachfolgenden Fragen unter speziellen Aspekten näher ausgeführt. Hier werden zunächst nur die verschiedenen Bereiche des Infektionsschutzes mit den wichtigsten Schutzmaßnahmen kurz genannt. In den ersten Wochen und Monaten nach der Transplantation, wenn die immunsuppressiven Medikamente in erhöhter Dosis angewendet werden, müssen Sie besonders vorsichtig sein. Die Empfehlungen in der folgenden Übersicht gelten aber grundsätzlich auch für den weiteren Verlauf.

Infektionsschutz unter immunsuppressiver Behandlung

| Bereich des Infektionsschutzes | erforderliche Maßnahmen |
|---|---|
| • ansteckende Erkältungskrankheiten inklusive echte Virusgrippe, andere Infektionserkrankungen | Menschenmengen in geschlossenen Räumen – besonders während der Grippesaison – meiden, eventuell Mundschutz tragen, jährliche Grippeimpfung empfohlen; möglichst kein Kontakt mit Menschen, die eine Infektionskrankheit haben |
| • Umgang mit Haustieren | möglichst keine Haustiere halten, beim Kontakt mit fremden Tieren vorsichtig sein |
| • Gartenarbeit, Arbeiten mit Garten- und Blumenerde | Gartenarbeit möglichst nur mit Handschuhen und schützender Kleidung, im Haus möglichst keine Topfpflanzen (wegen der Erreger in der Blumenerde) |
| • Zahnarztbesuche, kleinere medizinische Eingriffe | Zahnärzte und Ärzte immer auf Transplantation hinweisen, Eingriffe unter Antibiotikaschutz |
| • Essen, Küchenhygiene | keine möglicherweise mit Erregern behafteten (zum Beispiel Rohkost, Muscheln) oder möglicherweise verdorbenen (Giftstoffe, Schimmelpilze) Nahrungsmittel verzehren, sorgfältige Händehygiene beim Essen und Kochen |
| • Geschlechtsverkehr | durch Kondome geschützter Verkehr bei Infektionsrisiko |

| | |
|---|---|
| • Reisen | Reisen in Gebiete mit erhöhtem Infektionsrisiko (zum Beispiel Malaria) eher vermeiden, mögliche Impfungen wahrnehmen |

Zum Infektionsschutz tragen nicht nur die hier angedeuteten Maßnahmen der Infektionsvermeidung, sondern auch alle Elemente einer gesunden Lebensführung bei:

- ausreichende Ruhe und Erholung,
- gesunde Ernährung,
- regelmäßige Bewegung und
- der Verzicht auf Rauchen und übermäßigen Alkohol.

Nach einer Transplantation sollten Sie auch beachten, dass viele Patienten wegen der Immunsuppression keine „normale" Fieberreaktion erleben, wenn sie eine Infektion (zum Beispiel einen grippalen Infekt oder eine Harnwegsinfektion) entwickeln. Melden Sie sich daher schon bei einer geringen Temperaturerhöhung im Bereich von 37,5 bis 38 °C bei Ihrem Hausarzt oder im Transplantationszentrum. Denn dahinter könnte schon eine ernst zu nehmende Infektionskrankheit stecken.

Impfungen gehören zu den wichtigsten Maßnahmen zur Vorbeugung von Infektionserkrankungen und sind daher für transplantierte Patienten grundsätzlich sehr zu empfehlen. Es gibt jedoch Einschränkungen und Besonderheiten, die Sie beachten sollten.

Grundsätzlich sollten möglichst viele Impfungen bereits *vor* der Transplantation erfolgen, und zwar aus folgenden Gründen:

1. Da Sie dann noch keine immunsuppressive Behandlung erhalten, sind noch Impfungen mit abgeschwächten Lebendviren möglich, die unter immunsuppressiver Behandlung problematisch sind.
2. Die unter immunsuppressiver Behandlung bei einem Teil der Geimpften beobachtete schwache Antikörperbildung, die zur Unwirksamkeit der Impfung führen kann, kommt unter Dialysebehandlung seltener vor. Wegen dieser Unsicherheit wird die Wirksamkeit einer Impfung bei immunsupprimierten Patienten durch Bluttests überprüft.

Nach einer Nierentransplantation gilt für Kinder und Erwachsene im Großen und Ganzen der allgemeine Impfplan nach den Empfehlungen der Ständigen Impfkommission (STIKO). Dabei ist jedoch zu beachten, dass Impfungen mit abgeschwächten Lebendviren verboten sind.

Ihr Impfarzt muss auf jeden Fall wissen, dass Sie Immunsuppressiva einnehmen!

Impfungen nach Nierentransplantation (ergänzt nach Matthias Girndt, Homburg)

| allgemein empfohlene Impfungen | in besonderen Situationen empfohlene Impfungen | nicht angezeigte Impfungen |
|---|---|---|
| • **Influenza (echte Virusgrippe)**: jährliche Impfung empfohlen<br>• **Tetanus (Wundstarrkrampf)**:<br>Grundimmunisierung erforderlich, falls Sie nicht vorgeimpft sind oder Ihre letzte Impfung 10 Jahre zurückliegt<br>Auffrischimpfung erforderlich, falls Ihre letzte Impfung mehr als 5 Jahre zurückliegt<br>• **Diphtherie**: empfohlen, falls Sie nicht vorgeimpft sind, auf jeden Fall vor Reisen in Risikogebiete<br>• **Hepatitis B**: Impfung allgemein empfohlen | • **Pneumokokken**: bei gehäuften Atemwegsinfekten<br>• **FSME***: bei vorhandenem Risiko der Übertragung durch Zeckenbisse<br>• **Polio (Kinderlähmung)**: bei fehlendem Impfschutz (nur IPV = inaktivierte Polio-Vakzine, Schluckimpfung nicht angezeigt)<br>• **Haemophilus, Pertussis (Keuchhusten)**: bei Kindern ohne Impfschutz<br>• **Hepatitis A**: vor Reisen in Gebiete mit unzuverlässigem Hygienestandard<br>• **Meningokokken**: bei speziellem Infektionsrisiko<br>• **Tollwut**: wenn unbedingt notwendig | • **Röteln, Masern, Mumps, Varizellen (Windpocken)** (abgeschwächte Lebendviren)<br>• **Typhus-Schluckimpfung**<br>• **Polio-Schluckimpfung**<br>• **Gelbfieber** (abgeschwächtes Lebendvirus)<br>• **Tuberkulose** (BCG-Bakterien) |

* FSME = Frühsommer-Meningo-Enzephalitis, durch Zecken übertragene Virusinfektion der Hirnhäute und des Gehirns

Einige Reiseimpfungen sind in der voranstehenden Übersicht schon erwähnt. Grundsätzlich sollten sich transplantierte Patienten vor einer Reise in Gegenden mit hohem Infektionsrisiko immer fragen, ob diese Reise erforderlich ist bzw. ob es dazu eine Alternative gibt. Die folgende Übersicht enthält weitere Angaben zu Reiseimpfungen bei nierentransplantierten Patienten.

Reiseimpfungen bei nierentransplantierten Patienten

- **Influenza**: In tropischen Ländern besteht die Influenzagefahr ganzjährig, auf der Südhalbkugel ist die Grippesaison in unserem Sommer zu erwarten.
- **Polio-Impfung** mit der inaktivierten Polio-Vakzine (IPV) vor Reisen in die Länder der ehemaligen Sowjetunion, nach Asien und Afrika empfohlen
- **Hepatitis-A-Impfung** mindestens einen Monat vor Reiseantritt in alle Länder mit unzuverlässigem Hygienestandard sehr empfohlen
- **Meningokokken-Impfung** bei Reisen in gefährdete Gebiete, vor allem bei engem Kontakt zur einheimischen Bevölkerung
- **Gelbfieber-Impfstoff** mit abgeschwächten Lebendviren soll bei transplantierten Patienten nicht angewendet werden. Für Länder, die bei der Einreise eine Gelbfieber-Impfung verlangen, muss eine Ausnahmegenehmigung eingeholt werden.
- **Typhus-Impfung** ist nur mit dem schwächer wirksamen Totimpfstoff, nicht mit dem Lebendimpfstoff möglich, vor einer Reise in ein Typhusgebiet empfohlen.
- **Cholera**: Vorbeugung mit Hygienemaßnahmen (Essen und Trinken), nicht durch Impfung
- **Tollwut-Impfung** bei Reisen nach Afrika, Indien, Südamerika ratsam, aber immer individuelle Entscheidung.
- In jedem Fall wird die Konsultation eines Tropenmediziners und die Abstimmung mit dem betreuenden Transplantationsmediziner empfohlen.

## 43. Was ist mit Haustieren und Gartenarbeit? Wie ist es mit dem Putzen?

Allgemein ist zu empfehlen, dass Sie – zumindest im ersten Jahr – nach einer Nierentransplantation kein Haustier halten. Besonders mit Katzen oder Käfigvögeln sollten Sie sich nicht umgeben. Aber auch Hunde, Hamster und Stallhasen (am wenigsten vielleicht noch Fische im Aquarium) bringen ein gewisses Infektionsrisiko mit sich. Wer dennoch Haustiere hält, sollte nicht mit ihren Exkrementen (zum Beispiel beim Putzen von Ställen und Käfigen) in Berührung kommen. Halten Sie sich auch von den Taubenscharen in den Innenstädten fern. Manche Berufe wie Tierpfleger oder Verkäufer in einer Tierhandlung sind nach einer Nierentransplantation ungeeignet, für Landwirte haben wir keine Einschränkung gesehen.

Das Arbeiten im Garten ist so ohne weiteres nicht ratsam. Mit Dünger und Kompost angereicherte Erde enthält nämlich viele Keime, die über Kratzer oder Ähnliches in die Blutbahn gelangen und bei immunsupprimierten Menschen schwere Infektionserkrankungen auslösen können. Solche Keime können auch mit dem Staub eingeatmet werden. Wenn Sie dennoch im Garten arbeiten wollen, sollten Sie Handschuhe und schützende Kleidung und bei Staubentwicklung einen Mund-Nasen-Schutz tragen. In der Wohnung sollten Sie keine Topfpflanzen haben und auch keine großen Blumensträuße, die in der Vase verwelken.

Ähnliches wie für die Gartenarbeit gilt auch für den Hausputz. Wegen der hohen Hygieneanforderungen sollten Ihr Kühlschrank, Ihre Küche, Ihr Badezimmer und Ihre Toilette zwar immer picobello sauber sein (handelsübliche Haushaltsreinigungsmittel reichen aus, besondere Desinfektionsmittel sind nicht erforderlich). Sie sollten sich beim Putzen aber nicht mit Krankheitserregern infizieren. Tragen Sie daher immer Gummihandschuhe und beim Staubaufwirbeln (zum Beispiel beim Teppichklopfen) einen Mund-Nasen-Schutz. Wenn Sie Schimmelpilze in der Wohnung feststellen, ist eine gründliche Sanierung/Renovierung fällig, an der Sie sich aber nicht aktiv beteiligen sollten.

## 44. Gibt es Einschränkungen im Sexualleben, kann ich Kinder bekommen?

Bei vielen Männern, die eine neue Niere erhalten, erholt sich die sexuelle Potenz, die während der Dialysebehandlung oft beeinträchtigt ist. Gleichzeitig werden sie wieder zeugungsfähig. Bei Frauen stellt sich nach einer erfolgreichen Nierentransplantation oft wieder ein normaler Monatszyklus ein, so dass eine Schwangerschaft wieder im Bereich des Möglichen liegt.

Grundsätzlich ist das Sexualleben nach einer Nierentransplantation nicht eingeschränkt. Unter immunsuppressiver Behandlung ist es besonders wichtig, sich beim Geschlechtsverkehr mit Kondomen gegen Infektionskrankheiten zu schützen. Wegen der Bedrohung durch Aids gilt dies jedoch für alle anderen Geschlechtspartner auch. Auf jeden Fall sollten Sie kein Risiko eingehen und sich auch bei sexuellen Praktiken mit erhöhtem Infektionsrisiko sicher schützen.

Ihre Empfängnisverhütung – über die Benutzung von Kondomen hinaus – sollten Sie mit Ihrem Arzt individuell abstimmen. Die Pille kann bei vorliegenden Gesundheitsstörungen (zum Beispiel Bluthochdruck, erhöhtes Thromboserisiko) ein ungeeignetes oder wegen Wechselwirkungen mit den notwendigen Medikamenten ein unsicheres Verfahren sein. Die so genannte Spirale sollten Sie nicht anwenden, da dieser Fremdkörper in der Gebärmutterhöhle unter immunsuppressiver Behandlung ein Infektionsrisiko sein kann.

Der Kinderwunsch einer nierentransplantierten Patientin (und ihres Partners) sollte vor einer Schwangerschaft mit dem behandelnden Arzt besprochen werden, damit die Schwangerschaft – sofern sie im Einzelfall möglich erscheint – sorgsam geplant werden kann. Medizinische Voraussetzungen für eine Schwangerschaft nach Nierentransplantation nennt die folgende Übersicht.

Medizinische Voraussetzungen für eine Schwangerschaft nach Nierentransplantation

- gute Funktion der neuen Niere
- 2 Jahre seit der Transplantation vergangen
- Möglichkeit einer niedrig dosierten Immunsuppression
- kein Bluthochdruck
- kein Eiweiß im Urin
- keine Behinderung des Harnabflusses
- keine Entzündung der inneren Geschlechtsorgane

Hat sich eine nierentransplantierte Frau zu einer Schwangerschaft entschlossen, wird sie gleichzeitig von ihrem Transplantationszentrum und von einem spezialisierten Gynäkologen betreut. Schon vor der Schwangerschaft werden ihre Medikamente so eingestellt, dass das Fehlbildungsrisiko für das Kind möglichst gering ist. Allerdings ist bis heute nicht ganz klar, welches Fehlbildungsrisiko die Kinder unter einer niedrig dosierten immunsuppressiven Behandlung tatsächlich haben. Die immunsuppressive Behandlung muss während der Schwangerschaft natürlich fortgesetzt werden!

Für neuere immunsuppressive Wirkstoffe wie Mycophenolsäure oder Sirolimus liegen keine gesicherten Ergebnisse bezüglich einer eventuellen kindlichen Missbildung vor. Daher wird vor einer Schwangerschaft die Umstellung auf andere Immunsuppressiva empfohlen.

Die folgende Übersicht nennt mögliche Risiken einer Schwangerschaft bei nierentransplantierten Frauen. Da diese Risiken stark von der Funktion der neuen Niere abhängen, wird bei einem Kreatininwert über 2,5 mg/dl im Allgemeinen von einer Schwangerschaft abgeraten. Im Übrigen haben schon zahlreiche nierentransplantierte Frauen Schwangerschaften mit (fast) normalem Verlauf erlebt.

Risiken einer Schwangerschaft bei nierentransplantierten Frauen

- die normalen Risiken einer Schwangerschaft

zusätzlich:

- erhöhte Infektionsgefahr wegen der Immunsuppression
- Risiko einer Abstoßungsreaktion bei der Geburt
- erhöhtes Frühgeburtsrisiko
- erhöhtes Fehlbildungsrisiko des Kindes (Dies lässt sich vor allem bei neuen Immunsuppressiva schlecht einschätzen.)
- Stillen ist wegen der Anreicherung der Immunsuppressiva in der Muttermilch nicht möglich.

## 45. Kann ich verreisen? Was muss ich beachten?

Allgemein besteht – zumindest wenn das erste Jahr nach einer erfolgreichen Nierentransplantation vorüber ist – keine Reiseeinschränkung. Allerdings ist es bei außergewöhnlichen Reiseplänen ratsam, Ihren Arzt vorher nach seiner Meinung zu fragen. Eher geeignete Reiseziele sind die Länder, in denen auch Nierentransplantationen durchgeführt werden, so dass sich im Notfall vor Ort jemand mit Ihrer Situation auskennt. Reisen in Gegenden mit schlechtem hygienischen Standard und mit Infektionsrisiken (durch Mückenstiche, Essen, Trinkwasser) sind riskant und man ist geneigt, Ihnen davon abzuraten.

Die notwendigen Reiseimpfungen (siehe S. 62/63) sollten rechtzeitig und vollständig erfolgen. Last-minute-Reisen sind daher manchmal nicht zu empfehlen.

Zur Vorbeugung gegen eine Malariainfektion, gegen die es noch keine Impfung gibt, sind Tabletten einzunehmen. Deren Wechselwirkungen mit den übrigen Medikamenten muss sorgfältig bedacht werden. Ansonsten besteht die Gefahr, dass sich der Blutspiegel Ihrer immunsuppressiven Medikamente ausgerechnet während Ihres Urlaubs verändert, was zu Nebenwirkungen oder zu einer Abstoßungsreaktion führen kann.

Nehmen Sie auf einer Fernreise einen Medikamentenvorrat mit, der für den ganzen Aufenthalt reicht. Lassen Sie sich eine ärztliche Bescheinigung über Ihre Diagnose und diese Medikamentenmitnahme ausstellen (unter anderem um Zollprobleme zu vermeiden). Das Attest in englischer Sprache soll nicht nur die Präparate-, sondern auch die Wirkstoffnamen enthalten, damit Sie bei einem notwendigen Nachkauf das richtige Medikament bekommen.

Vermeiden Sie auf allen Reisen in den Süden eine zu lange und zu intensive Sonnenbestrahlung. Eine Sonnencreme mit hohem Lichtschutzfaktor ist übrigens kein Freifahrschein, um sich den ganzen Tag in die Sonne zu legen, sie erlaubt lediglich ein paar Minuten Sonne mehr!

Im Urlaub können ungewohnte Speisen und klimatische Bedingungen – vor allem bei unzureichendem hygienischen Standard – zu Durchfallerkrankungen führen. Dem sollten Sie so gut wie möglich vorbeugen, da starke Durchfälle die Aufnahme des immunsuppressiven Wirkstoffs in Magen und Darm vermindern und so das Risiko einer Abstoßungsreaktion erhöhen können. Beachten Sie daher beim Essen die Regel „Brat es, koch es, schäl es oder vergiss es“ ganz genau: Rohes Fleisch oder roher Fisch, Salate, ungewaschenes Obst, Softeis, offene

Kaltgetränke und Eiswürfel zweifelhafter Herkunft sind daher tabu. Bleiben Sie in diesem Punkt absolut konsequent!

Und denken sie auch bei ungewohntem Tagesablauf an die regelmäßige Einnahme Ihrer Medikamente!

## 46. Was muss ich beim Autofahren beachten?

Sobald die Operationswunde verheilt ist, können Sie Auto fahren. Beachten Sie aber entsprechende Warnhinweise in den Beipackzetteln Ihrer Medikamente und lassen Sie sich von Ihrem Arzt genau sagen, was diese in Ihrem Fall bedeuten. Sie können sich in Ihrem Auto übrigens ganz normal anschnallen; die Beckengurte schaden Ihrer neuen Niere nicht. Bei einwandfreier Transplantatfunktion können Sie im Gegensatz zur Dialysebehandlung auch wieder die Zulassung zur Personenbeförderung erhalten.

## 47. Was muss ich bei der Ernährung beachten?

Wenn Ihre neue Niere gut funktioniert, müssen Sie von daher keine bestimmte Diät einhalten. Wer jedoch im Rahmen seiner immunsuppressiven Behandlung Kortison einnimmt, hat in der Regel einen gesteigerten Appetit und sollte ganz bewusst auf sein Gewicht achten. Mit einer gesunden Ernährung aus wenig tierischem Fett (statt dessen Pflanzenöle) und wenig süßen Kohlenhydraten, mit Eiweiß nur in Maßen und viel vitaminreichem Obst (bei guter Nierenfunktion), Gemüse und Getreideprodukten lässt sich eine tüchtige Nahrungsmenge gegen den Hunger mit einer mäßigen Kalorienzufuhr gut verbinden. Denken Sie daran, dass übermäßige Eiweißzufuhr (Fleisch) Ihre Niere belastet!

Transplantierte Nieren mit guter Funktion benötigen eine Flüssigkeitszufuhr von 2 bis 3 Litern am Tag. Wer während der Dialysejahre seine Flüssigkeitszufuhr immer messen und knapp halten musste, tut sich damit vielleicht am Anfang noch schwer, gewöhnt sich aber sicher bald daran.

Wenn Sie immunsuppressive Medikamente einnehmen, sollten Sie Nahrungsmittel und Getränke, die Krankheitserreger enthalten könnten, wegen Ihres erhöhten Infektionsrisikos sorgfältig meiden. Hierzu gehören zum Beispiel rohes Fleisch und roher Fisch, nicht abgekochte Milch, Rohmilchkäse, Eierspeisen aus rohen Eiern, Austern oder Salate zweifelhafter Herkunft.

Ihren Kochsalzkonsum (Natriumchlorid) sollten Sie generell einschränken, um – vor allem bei Kortison-Anwendung – Wasseransammlungen im Gewebe (Ödeme) und einen Blutdruckanstieg zu verhindern. Manche transplantierte Patienten müssen außerdem ihre Kaliumzufuhr begrenzen (zum Beispiel wenig Fruchtsäfte, Bananen, Spinat).

Ernährung nach der Nierentransplantation

- Bei guter Funktion der neuen Niere besteht grundsätzlich kein Anlass für eine bestimmte Diät.
- bei Einnahme von Kortison gesteigertes Hungergefühl: bewusste Essbremse, kalorienreduzierte gesunde Ernährung (siehe Text), reichlich Bewegung
- Fettarme Milch und Milchprodukte fördern den Knochenaufbau.
- möglicherweise mit Krankheitserregern (auch Schimmelpilz) infizierte Nahrungsmittel meiden (siehe Text), zum Beispiel nicht abgekochte Milch, Rohmilchkäse, Austern, Salate, Eierspeisen aus rohen Eiern
- Fleisch gut durchbraten, Eier fest kochen, Eiweiß nur mäßig
- Anwender von Ciclosporin oder Tacrolimus sollten wegen der Wechselwirkungen keinen Grapefruitsaft trinken.
- Einschränkung der Kochsalzzufuhr
- Alkohol, wenn überhaupt, nur in geringen Mengen

## 48. Kann ich Sport treiben?

Wie für jeden Menschen, dem es seine Gesundheit erlaubt, gilt auch für einen nierentransplantierten Menschen (dem es seine Gesundheit erlaubt), dass er Sport treiben soll. Dabei geht es nicht um Leistungssport, sondern um eine angemessene Menge an Bewegung, die Spaß macht: zum Beispiel ausgedehnte Spaziergänge oder ein leichtes Fitnesstraining im Sinne von Radfahren, Jogging, Walking oder Schwimmen.

Bewegung ist nach einer Nierentransplantation besonders wichtig. Sie vermeiden damit eine starke Gewichtszunahme und Sie bauen damit Ihre während der Dialysejahre verringerte Muskelmasse wieder auf. Beginnen Sie Ihr Training aber frühestens 3 Monate nach der Transplantation, wenn auch die innere Wundheilung komplett abgeschlossen ist. Steigern Sie Ihre Trainingsleistung nur langsam und in Absprache mit Ihrem Arzt.

Die folgende Übersicht geeigneter und ungeeigneter Sportarten nach einer Nierentransplantation ist natürlich nicht vollständig.

Geeignete und ungeeignete Sportarten nach Nierentransplantation

| geeignete Sportarten | ungeeignete Sportarten |
|---|---|
| • Walking, Joggen, Laufen | • Fußball, Basketball, Handball |
| • Tennis, Badminton, Tischtennis | • Kampfsportarten |
| • Volleyball | • Gewichtheben |
| • Radfahren | • Hochsprung, Weitsprung |
| • Schwimmen, Wassergymnastik | • Trampolinspringen |
| • Bergwandern | • Bunjee-Jumping |
| • Skilanglauf | |
| • Bewegungsspiele | |
| • Entspannungstraining (Yoga, autogenes Training) | |

Eine weitere Auswirkung Ihres Bewegungsprogrammes werden Sie bald nicht mehr missen wollen: Regelmäßige Bewegung hebt die Stimmung und die Zuversicht. Probieren Sie es einmal aus! Wussten Sie übrigens, dass es eine Art Olympiade für Organtransplantierte gibt? Die „Sommer-Weltspiele für Organtransplantierte“ wurden 2003 schon zum 14. Mal veranstaltet, diesmal in Nancy (Frankreich) mit etwa 1500 Sportlern aus über 50 Ländern.

## 49. Kann ich meine Medikamente später absetzen?

Nein, das wird nicht möglich sein. Die immunsuppressive Behandlung nach einer Nierentransplantation muss so lange durchgeführt werden, wie das neue Organ funktionstüchtig ist. Ihr Arzt wird Ihre immunsuppressive Behandlung vielleicht gelegentlich umstellen. Dabei kann es auch vorkommen, dass eines Ihrer Medikamente ganz wegfällt. Die übrigen müssen Sie aber auf jeden Fall weiter anwenden.

Manche Patienten haben Probleme mit der Einhaltung der erforderlichen Therapie. Einer der Gründe dafür ist die Vielzahl der verordneten Medikamente, wodurch einige Patienten ganz einfach den Überblick verlieren. Bitte weisen Sie Ihren Arzt unbedingt darauf hin, wenn Sie das Gefühl haben, in einer solchen Situation zu stecken!

Andere Patienten gewinnen einige Zeit nach der Transplantation die Vorstellung, dass das eingepflanzte Organ zu einem Teil ihres eigenen Körpers geworden sei und nun auch ohne Medikamente nicht mehr abgestoßen würde. Der erste Teil dieser Vorstellung (dass das Organ zu einem Teil des eigenen Körpers geworden sei) ist durchaus zu begrüßen. Nur der zweite Teil der Vorstellung (dass es nun auch ohne Medikamente nicht mehr abgestoßen würde) ist ganz einfach falsch!

## 50. Was kann ich sonst noch tun, um zum Erfolg meiner Transplantation beizutragen? Mehr Gelassenheit und bewusster leben, ist es das?

Neben der gewissenhaften Einnahme der Medikamente, dem Schutz vor Infektionen, der gesunden Ernährung und der ausreichenden Bewegung können Sie noch mehr für den dauerhaften Erhalt Ihrer neuen Niere tun: Beispielsweise durch angemessene Erholung und richtigen Umgang mit Stress. Arbeiten Sie nicht mehr „bis zum Umfallen" und gönnen Sie sich ausreichend Ruhe und Schlaf. Achten Sie einmal darauf, wie viel Energie Sie für immer wiederkehrenden Ärger und Stress in Ihrem Leben verschwenden. Und sagen Sie an der richtigen Stelle klar und vernehmbar: „Mit mir nicht (mehr)."

Sprechen Sie offen über Ihre Sorgen und drücken Sie Ihre Gefühle aus. Ihr Arzt, aber auch Ihr Partner, Ihre Freunde und Bekannten haben nur dann eine wirkliche Chance, Sie auf dem neuen Teil Ihres Lebensweges zu unterstützen, wenn Sie sie an Ihren Sorgen und Gefühlen teilnehmen lassen. Sprechen Sie über Ihre alltäglichen Belastungen, Ihre Angst vor dem Organverlust, Ihre vielleicht zwiespältige Haltung gegenüber den Medikamenten. Versuchen Sie nicht, alle Probleme allein zu lösen.

Sie müssen sich jedoch auch darüber im Klaren sein, dass die neue Niere nicht automatisch alle Ihre Probleme löst! Sie werden nicht jünger, die Unsicherheit, was mit Ihrer Niere wird, belastet Sie, die berufliche Wiedereingliederung gelingt vielleicht nicht, Sie erleben von Ihrer Umwelt nicht mehr die gleiche Rücksichtnahme wie als Dialysepatient. Alle diese Probleme können zu einer echten Belastung werden. Zögern Sie dann nicht, professionelle Hilfe zum Beispiel bei einem Psychotherapeuten zu suchen. Entsprechende Kontaktadressen erfahren Sie zum Beispiel bei der Kassenärztlichen Vereinigung (KV).

Die Transplantation kann auch zu einer Neudefinition Ihrer Rolle in der Familie und im Beruf führen: Die vertraute Rolle als Kranker aufzugeben und sich in der neu gewonnenen Selbstständigkeit zurechtzufinden, kann gerade zu Beginn recht problematisch sein. Muten Sie sich und Ihren nächsten Bezugspersonen keinen zu radikalen Schnitt zu. Gehen Sie behutsam und schrittweise vor.

# Anhang mit weiteren Informationen

Wichtige **Informationsquellen für nierentransplantierte Patienten** sind in der folgenden Übersicht genannt.

Wichtige Informationsquellen für nierentransplantierte Patienten

- behandelnde Ärzte, Transplantationszentren
- Ratgeberliteratur
- Internetportale
- Selbsthilfegruppen
- Organisationen im Rahmen der Organtransplantation
- Arzneimittelunternehmen, die Immunsuppressiva herstellen und vertreiben

Deutschsprachige **Internetportale mit Informationen zum Thema Nierentransplantation** und zahlreichen Links (Hinweisen) zu weiteren interessanten Internetadressen sind in der folgenden Übersicht genannt.

Internetportale mit Informationen zum Thema Nierentransplantation

| Organisation | Internetadresse |
|---|---|
| Arbeitskreis für Organspende | www.akos.de |
| Bundesverband für Gesundheitsinformationen und Verbraucherschutz | www.bgv-transplantation.de |
| Bundeszentrale für gesundheitliche Aufklärung | www.bzga.de |
| Bundesverband der Organtransplantierten | www.bdo-ev.de |
| Deutsche Stiftung für Organtransplantation | www.dso.de |
| Deutsche Transplantations-Gesellschaft | www.d-t-g.org |
| Österreichische Gesellschaft für Nephrologie | www.nephro.at |
| Kuratorium für Dialyse und Nierentransplantation | www.kfh-dialyse.de |
| Transplant Information – Selbsthilfemagazin | www.tpiweb.com |
| Verband der Nierentransplantierten (Schweiz) | www.nierenpatienten.ch |

Wichtige **Arzneimittelunternehmen, die Immunsuppressiva herstellen und vertreiben,** stehen in der folgenden Übersicht.

Arzneimittelunternehmen, die Immunsuppressiva herstellen und vertreiben (Auswahl)

| **Arzneimittelunternehmen** | **Wirkstoffe** |
| --- | --- |
| GlaxoSmithKline, Leopoldstraße 175,<br>80804 München<br>www.glaxosmithkline.de | Azathioprin |
| Hoffmann-La Roche AG, Emil-Barrell-Straße 1,<br>79639 Grenzach-Wyhlen<br>www.roche.de | Mycophenolatmofetil,<br>Daclizumab |
| Fujisawa, Levelingstraße 12, 81673 München<br>(ab April 2005: Astellas Pharma)<br>www.fujisawa-deutschland.de | Tacrolimus |
| Novartis Pharma GmbH, Roonstraße 25,<br>90429 Nürnberg<br>www.novartistransplantation.de | Ciclosporin, Everolimus,<br>Basiliximab, Mycopheno-<br>lat-Natrium |
| Wyeth-Pharma GmbH, Wienburgstraße 207,<br>48159 Münster<br>www.wyeth.de | Sirolimus |
| Janssen-Cilag GmbH, Raiffeisenstraße 8,<br>41470 Neuss<br>www.janssen-cilag.de | Muromonab-CD3<br>(OKT3) |
| Fresenius Biotech, Am Haag 7,<br>82166 Gräfelfing<br>www.fresenius.de | Antithymozyten-<br>globulin (ATG) |

**Organisationen für transplantierte Patienten:** Hier sind zwei Arten von Institutionen zu unterscheiden: Zum einen solche, die bestimmte zentrale Funktionen im Bereich der Organtransplantation erfüllen, und zum anderen Selbsthilfegruppen, welche sich direkt für die Belange organtransplantierter Patienten einsetzen.

Organisationen, die bestimmte zentrale Funktionen im Bereich der Organtransplantation erfüllen

| Organisation | Funktion |
|---|---|
| Deutsche Stiftung Organtransplantation (DSO)<br>Emil-von-Behring-Passage<br>63263 Neu-Isenburg<br>Tel.: 06102 – 3008 – 0<br>Fax: 06102 – 3008 – 134<br>kostenfreie Telefonnummer „Infotelefon Organspende" (Mo-Fr 9 – 18 Uhr):<br>0800 – 90 40 400<br>e-mail: Infotelefon@dso.de<br>www.dso.de | die Organspende in Deutschland zu koordinieren*, die Motivation zur Organspende zu steigern, alle Beteiligten (Ärzte, Pflegepersonal) im Rahmen der Organspende zu unterstützen, an der Verbesserung der Transplantationsergebnisse mitzuwirken<br>* nach §11 TPG |
| Deutsche Transplantations-Gesellschaft (DTG)<br>c/o Prof. Dr. B. Krämer<br>Universitätsklinik Regensburg<br>Franz-Josef-Strauß-Allee 11<br>93053 Regensburg<br>Tel.: 0941 944 7301<br>www.d-t-g.org | ärztliche Fachgesellschaft, Förderung der Transplantationsmedizin in organisatorischer, klinischer und wissenschaftlicher Hinsicht |
| Bundeszentrale für gesundheitliche Aufklärung<br>www.bzga.de | nach dem TPG §2 für die Informationsarbeit in Sachen Organspende zuständig |
| Bundesärztekammer<br>www.bundesaerztekammer.de | erlässt nach dem Transplantationsgesetz die Richtlinien für die Organvermittlung und Organtransplantation (zum Beispiel Ausschlussgründe, Kriterien der Rangfolge auf der Warteliste) |

Geschäftsstellen bundesweit aktiver Selbsthilfegruppen

| |
|---|
| Bundesverband der Organtransplantierten e.V. (BDO)<br>Paul-Rücker-Straße 22<br>47059 Duisburg<br>Tel.: 0203-44 20 10<br>Fax: 0203-44 21 27<br>www.bdo-ev.de |
| Verband Organtransplantierter Deutschlands e.V.<br>Georgstraße 11<br>32545 Bad Oeynhausen<br>Tel.: 05731-97-2246<br>Fax: 05731-97-2261<br>www.vod-ev.de |
| Dialysepatienten Deutschlands e.V.<br>Weberstraße 2<br>55130 Mainz<br>Tel. 06131-85152<br>www.dialysepatienten-deutschlands.de |

## Organspende-Ausweis

Erhältlich über die Internetadresse des „Arbeitskreises für Organspende" (www.akos.de) oder der Deutschen Stiftung für Organtransplantation (www.dso.de) oder über das kostenlose „Infotelefon Organspende" 0800-90 40 400 (Mo-Fr 9 – 18 Uhr).

## Weitere Ratgeberliteratur

Der Ernährungsratgeber für Nierentransplantierte und einiges darüber hinaus, Hrsg. K. Herms, Pabst Science Publishers, 2000

Eine neue Niere ist wie ein neues Leben, R.B. Brauer, M. Stangl, U. Heemann, Pabst Science Publishers, 2002

Jetzt ist's ein Stück von mir, Storkebaum, S. Kösel Verlag, 1997

Leben mit der neuen Niere. Ein Ratgeber für Patienten nach Nierentransplantation und chronisch Nierenkranke. K. Dreikorn, Pabst Science Publishers, 1993

Nierentransplantation, Hrsg. R. Reismann, J. Konert, J. Schabel, Trias Verlag, 2000

… und das Leben geht weiter! Informationsbroschüre über die Nierentransplantation (deutsche Bearbeitung von Richard Viehbahn), Thieme Verlag, 1999

Wie neu geboren – Lebenschance Organtransplantation (H. Rass nach einem Trias-Buch von Ina und Rudolf Pichlmayr), Thieme Verlag, 1997

# Sachverzeichnis

## A



## B



## C



## D

## I



## K



## L

## M



## N